啤酒與啤酒花

減肥、抗癌、保健與其他

劉景仁 博士 ── 著

晨星出版

In Memory of Grace

前言

我愛啤酒，尤其是冰的啤酒。我的啤酒之旅從高中時代啟程，幾十年來雖然沒有去過多少國家，但所到之處一定有啤酒陪我，看著酒杯中冉冉升起的白色泡沫，一路走到今天。而且最棒的是，舉起啤酒杯時，永遠是美好的時光。從來就沒有「妳為什麼在我醉的時候說 bye-bye」這種事情發生。

曹操在〈短歌行〉裡說：「對酒當歌，人生幾何？譬如朝露，去日苦多⋯⋯何以解憂？唯有杜康。」如果當時他喝的是啤酒，也許會快樂一些。倒是他寫出了一個「苦」字，是否暗示著什麼呢？

啤酒與伏特加、清酒、真露、米酒、葡萄酒、威士忌不同，因為它有苦味，而苦味的來源是啤酒花。人們從小喝的飲料大多含糖，甜甜的味道讓人感覺開心。可是成年以後，漸漸的會喜歡微苦的啤酒，不再那麼愛喝甜飲了。原因可能是擔心會得糖尿病，或是酒吧裡根本不提供可樂，或是吧檯上坐你旁邊的她正好也在喝啤酒。

喝啤酒會有什麼樣的感覺呢？或許就像一本旅遊書所寫的那樣，在全是熱氣、灰塵和蹦蹦跳跳的玩意的澳洲裡，消失在灌木叢中（vanished in bushes）。

目次

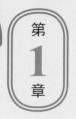

第 1 章

啤酒的歷史、釀造與種類

人類喝啤酒的歷史

啤酒是人類生產的最古老的飲料之一。第一個經過確認的大麥啤酒可以追溯到公元前 5 千年的現代伊朗，並被記載在古埃及和美索不達米亞的書面歷史中。

在埃及吉薩大金字塔的建造過程中，每個工人每天可以得到 4 ～ 5 公升啤酒的配給，作為金字塔建造過程中至關重要的營養補充飲料。

除了基本的澱粉來源，早期的歐洲啤酒可能還含有水果、蜂蜜、多種植物、香料和其他物質，如麻醉藥草，但不包含啤酒花。

1516 年，德國巴伐利亞公爵採用了啤酒純釀法（the purity law），根據該法規，啤酒中唯一允許的成分是大麥芽、啤酒花和水。此法規到了 21 世紀的今天仍在使用。

在日本，「先來杯啤酒吧！」（とりあえずビール）是一句常用在宴會開始前要大家喝酒的句子。雖然宴席終究會散，但是當你需要啤酒時，它永遠都在。

喝啤酒演化史如同啤酒杯上的圖，人類從猿猴、類人猿，到二足站立，邁開腳步行走，接著發明啤酒，最後喝醉不支倒地。

啤酒如何釀造？

釀造啤酒是關於控制所有四種成分的過程：**麥芽、水、啤酒花和酵母**。水占啤酒的最大比例。因此，水的質量對於釀造的整體質量至關重要。用來釀造啤酒的麥芽和啤酒花一般都從歐美進口，而酵母則讓釀造派對得以發生。

在釀造過程中，麥芽被壓碎，露出裡面的澱粉，然後與熱水混合，轉化為可發酵的糖。再將這種稱為「麥汁」的甜味液體煮沸，然後加入啤酒花來調味並平衡甜度。當熱麥汁冷卻後，加入酵母，最後發酵 21 ～ 28 天，將它們轉化為口感極佳的啤酒。

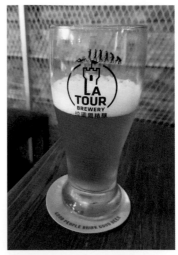

▲人類（喝啤酒）演化史

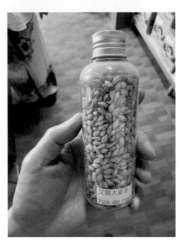

▲麥芽

釀造啤酒的步驟

❶ 製作麥汁

【搗碎】將麥芽輾磨至麥粒破裂、但麥殼未碎。

【糖化】將碎麥芽與熱水混合，利用電動機械或木製平鏟手動攪拌。此步驟能夠活化澱粉酶，萃取穀類澱粉並且將其轉化為糖。

【煮沸】將麥汁過濾至蒸煮槽中，煮沸並消毒，再加入啤酒花。

❷ 發酵

發酵槽中的酵母會在麥汁中繁殖。當氧氣耗盡之後，酵母便會開始分解糖，產生酒精和二氧化碳。

❸ 貯藏、熟成

啤酒存放於 0°C 的貯藏槽數星期，等待熟成。

❹ 過濾

用過濾器或離心機過濾出酵母和雜質，通常會再經過巴斯德低溫殺菌處理。

❺ 包裝

將啤酒分別裝入酒桶、玻璃瓶或易開罐。

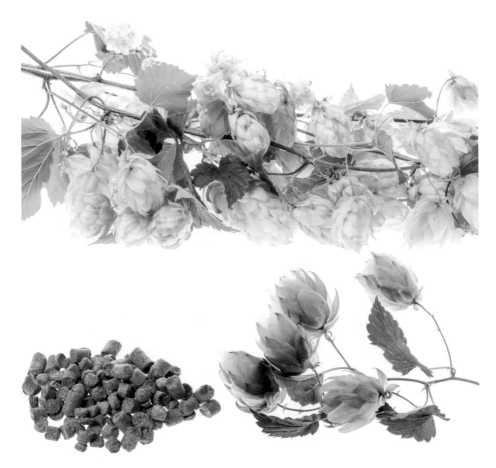

▲新鮮啤酒花經烘乾，製成顆粒。

關於啤酒釀造的一個有名的人，是曾寫過《傲慢與偏見》、《理性與感性》、《艾瑪》等小說的英國作家珍奧斯丁（Jane Austen）。當她不寫小說時，她會自己釀造啤酒。她的世界簡直是充滿了啤酒。

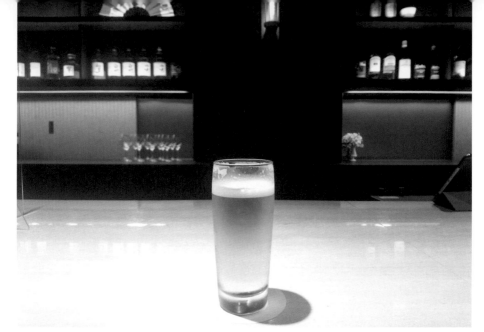

▲京都酒店吧檯

　　由於那個時代的飲用水不是很衛生，釀造啤酒被視為是一種製造不會傳播疾病的安全飲料的方法。人們意識到，釀造啤酒的煮沸和發酵過程，會使得喝啤酒的人比喝飲用水的人更少生病。

　　珍奧斯丁不僅釀造啤酒，在她書中還有關於啤酒的情節，就像小說《艾瑪》裡，奈特利先生提供雲杉啤酒釀造訣竅的那一段。以當今的標準來看，珍奧斯丁應該算是精釀啤酒的大師了。

啤酒的種類

　　2020 年，《GQ 雜誌》有篇介紹啤酒種類的文章《什麼是「艾爾」、「拉格」、「IPA」？ 14 個你一定要知道的啤酒種類名詞解釋》，對喜愛喝啤酒的人來說是個很好的入門知識，引述如下：

什麼是「艾爾」跟「拉格」？

　　啤酒有上百種之多，但大致上可分成艾爾（Ale）跟拉格（Lager）兩種，主要區別在於製作方式不同。艾爾啤酒發酵時，酵母漂浮在麥汁的頂部，屬上層發酵（日本稱為「上面發酵」），溫度在攝氏 16 ～ 24 度的常溫環境；而拉格啤酒發酵時，酵母則沉澱在麥汁的底部，屬下層發酵（下面發酵），溫度在攝氏 2 ～ 13 度的低溫環境。

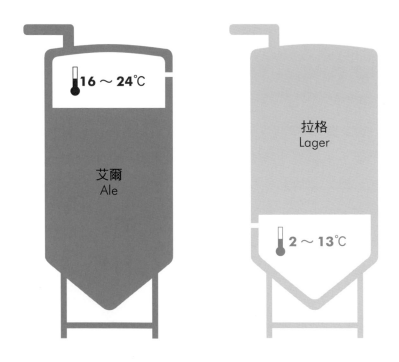

▲上層發酵（左）與下層發酵（右）的區別。

艾爾的製作方式會讓酵母發酵時產生酯，因此有類似水果的風味。拉格的口感比較清新，能嘗到啤酒花和麥芽的風味。

艾爾一詞可能來自古高地德語，意思是「黃色、淡黃色、紅黃色、黃褐色」，後來專指麥酒的顏色。拉格一詞源自德語，意為「窖藏」，因為啤酒在飲用前會貯藏在發酵釀造時的同一個涼爽洞穴中。

因為拉格的製造工法比較適合工業化生產，而且能透過添加大米和玉米等穀物來降低成本，口感清爽適合大眾口味，所以市面上大部分的啤酒都是拉格啤酒。另外，因為發酵溫度等原因，精釀啤酒（中國大陸稱為「自釀啤酒」）通常選擇艾爾類型。

 什麼是「IPA」？

喝啤酒的時候常聽到的一個名詞是 IPA（India Pale Ale），印度淡艾爾的縮寫。當初英國殖民時，為了將啤酒送往印度，但礙於海運費時，特別在啤酒中加了很多啤酒花來保質。因此，IPA 的風味就是更多的啤酒花，更苦一點。

 什麼是「皮爾森」、「科隆」？

皮爾森（Pilsener）的名字來自捷克的皮爾森市，以當地特產的拉格啤酒得名，使用淺色烘焙麥芽釀造，是啤酒史上第一款的「金色

啤酒」。

科隆（Kolsch）源自德國的科隆市，是使用淺色烘焙麥芽釀造的艾爾啤酒。相較之下，科隆會比皮爾森有更多一點的水果風味。

 「波特」與「司陶特」有什麼關係？

波特（Porter）啤酒是用烤過的麥芽發酵而來的艾爾啤酒，因為當時深受倫敦的搬運工（porter）歡迎而得名。

波特啤酒傳入愛爾蘭後，愛爾蘭人把原料從原先烘烤的麥芽，改為烘烤的未發芽大麥，於是就成了司陶特（Stout）啤酒。愛爾蘭著名的健力士（Guinness）黑啤酒就是屬於司陶特啤酒。

 何謂「黑啤酒」或「白啤酒」？

黑啤酒（dark beer）顧名思義就是酒色是黑的，因為原料經過烘焙之後所造成的。波特與司陶特都是黑啤酒的一種，但是黑啤酒種類很多，而且不限於是艾爾或是拉格。

白啤酒（white beer; Witbier）就一定是艾爾，因為白啤酒的「白」指的是小麥蛋白和酵母造成略白與朦朧的酒色。

「生啤酒」、「精釀啤酒」各指什麼？

啤酒是酵母發酵釀造的，一般的啤酒會先經過熱處理滅菌後才販售，而沒有經過熱處理的就是生啤酒（draft beer; draught beer）。簡單說，「生」啤酒是「非熱處理」的啤酒。由於酵母會繼續發酵啤酒，生啤酒較熟啤酒變質的速度更快，但生啤酒的風味會比熟啤酒更新鮮清爽。

精釀啤酒（craft beer）是由精釀啤酒廠生產的啤酒。他們生產的啤酒數量較少，通常少於大型啤酒廠，而且通常是獨立的啤酒廠。這些啤酒廠通常強調熱情、新口味和多樣化的釀造技術。

為何有「Super Dry」啤酒？

喝朝日啤酒時，看到瓶身上寫著「スーパードライ」，會立刻想到「超乾」的意思。但整瓶啤酒都是水，怎麼會是超乾呢？喝了喉嚨會不會乾乾的？

中文翻譯成朝日「超爽」啤酒才會更傳神。實際上，它是高發酵度的啤酒，由朝日啤酒公司於 1987 年率先推出。超爽啤酒又稱為低熱值啤酒，或低糖啤酒，屬於不甜、乾淨、在口中不留餘味的啤酒。

超爽啤酒透過改良酵母和發酵技術以提高發酵度，降低糖度，提高麥芽之外的原料比例等方法，呈現清爽口感。

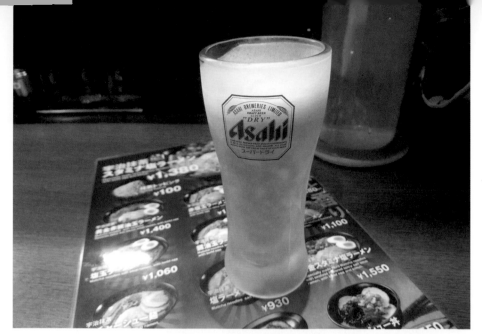

▲朝日超爽啤酒

 英文縮寫 ABV、SRM、EBC、IBU 代表的是什麼？

酒精濃度：ABV（Alcohol By Volume），是酒中含酒精的體積百分比。

啤酒色度單位：SRM（Standard Reference Method），是美國釀酒師評價啤酒和麥芽色度的標準參考方法。

啤酒色度單位：EBC（European Brewery Convention），是歐洲啤酒協會測量啤酒顏色的標準，為啤酒色度公認的分級方法，數值愈高，代表顏色愈深。

國際苦度單位：IBU（International Bitterness Unit），是可量化啤酒苦味程度的單位。

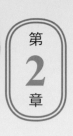

第2章 啤酒花是什麼？

簡稱「酒花」，但不是酒國名花

蛇麻（Humulus lupulus），翻譯為忽布（Hop），它的雌性花序（毬果狀）用於釀造啤酒，因此又稱作「啤酒花」，是一種攀緣性的多年生草本植物，大麻科開花植物的一員，主要用作啤酒中的苦味劑、調味劑和穩定劑。除了苦味外，它們還賦予啤酒花香、果香或柑橘風味和香氣。啤酒花在其他飲料和草藥中也有多種用途。啤酒花植物有雌株和雄株，只有雌株用於商業生產。

啤酒花和大麻皆屬於大麻科。啤酒花和大麻都含有烯和酚類化合物，其中的精神活性成分四氫大麻酚（Tetrahydrocannabinol, THC）即是一種酚類化合物。啤酒花缺乏可以將大麻酚酸轉化為四氫大麻酚或大麻二酚（Cannabidiol, CBD）的酶，所以喝啤酒不會有吸大麻的感覺。

啤酒花毬果含有不同的油，例如蛇麻素（lupulin）是一種淡黃色的蠟狀物質，可賦予啤酒風味和香氣。蛇麻素含有蛇麻酮和葎草酮，具有抗生素特性，可抑制細菌生長。在釀造過程中萃取出蛇麻素後，殘渣即被丟棄。啤酒花的成分包括類黃酮、酚酸、揮發油、單寧酸和

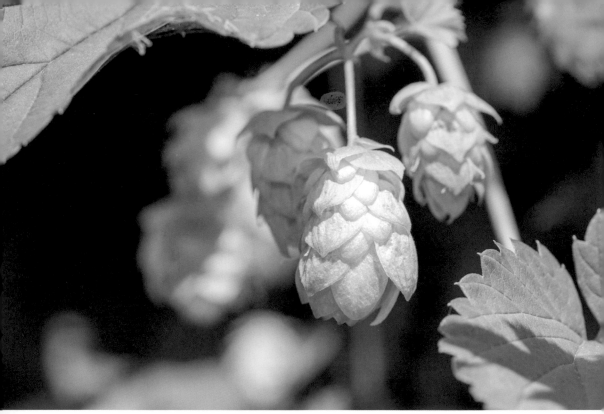

▲雌啤酒花毬果

樹脂。除了廣泛用作食品和啤酒的調味劑外，啤酒花還可用作面霜、乳液和保健食品的成分。

　　商業生產的啤酒花種植需要特定的環境。由於啤酒花是一種攀緣植物，它們適合在細繩或金屬絲製成的棚架上生長，而且生長得更快。春天至夏天莖葉茂密，接著花和毬果出現。冬天則是以根芽的狀態過冬，根株可以存活 10 ～ 30 年。

　　蛇麻通常生長在緯度 35 ～ 55 度、比較涼爽的氣候帶。由於在高棚架上攀爬，需要避開颱風或強風的吹襲，因此美國華盛頓州亞基馬山谷或其他相似環境，皆適合栽培種植。

中國大陸《全國中草藥彙編》第3版關於啤酒花有以下的描述：

啤酒花別名忽布、香蛇麻花、蛇麻草。葎草屬植物啤酒花的未成熟的帶花果穗。多年生纏繞草本，長達10米以上。花單性，雌雄異株，雌花苞片覆瓦狀排列，組成短穗狀花序，果穗毬果狀，長3～4公分，有黃色腺體，氣芳香。

藥理作用：一、抑菌；二、抗腫瘤；三、抗氧化；四、鎮靜催眠；五、雌性激素樣；六、解痙；七、降脂；八、其他如抗結核（鎮咳、祛痰、平喘、健胃、利尿）＊等。

＊括弧內的啤酒花作用尚無實驗數據。

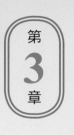

第 3 章　啤酒花有哪些？

　　世界各地的農民種植了許多不同品種的啤酒花，不同類型的啤酒花用於特定風格的啤酒。ABV 酒吧廚房在網頁中提供實用的資訊，引述補充如下：

啤酒花的主要種類

 美國

　　水果柑橘的味道突出，帶有葡萄柚、柳橙、檸檬的味道，伴隨草本植物、木質與樹脂的芬芳，而日新月異的啤酒花品種更出現了李子、櫻桃、瓜果或是玫瑰花香。包括有名的 4C：瀑布（Cascade）、世紀（Centennial）、奇努克（Chinook）、哥倫布（Columbus）。

　　頂峰（Summit）是美國第二大啤酒花品種，僅次於哥倫布。其他還有馬賽克（Mosaic），以及苦味和香氣兼具、有強烈柑橘香的西楚（Citra），或是亞基馬（Yakima）、威拉米特（Willamette）。

歐陸

風味溫和細膩，香味富有層次，苦味含蓄優雅，帶有貴族般高雅莊重的氣息，在歐陸傳統型的啤酒釀造中扮演重要的角色，帶有花香、辛香、草本植物、樹皮的氣味。捷克的薩茲（Saaz）帶有特殊淡雅的花香與平順的苦度，德國的哈樂桃（Hallertau）、泰特南（Tettnang）、斯伯特（Spalt），以香料、藥草味為其特徵。

英國

同樣屬於傳統的酒花體系，風味表現較為內斂，帶有乾草、花香、薄荷、茶葉或是木質土壤的風味，例如東肯特高登（East Kent Goldings）具潮濕土壤與木質風味，法格（Fuggle）則額外帶有一點菸草香。

其他地區

新世界的酒花風味涵蓋較廣，表現自由多樣，花香與熱帶水果的風味顯著，如紐西蘭以白葡萄酒香氣出名的尼爾森索文（Nelson Sauvin），以及澳洲具百香果香氣的銀河（Galaxy）。

雖然啤酒花有各種不同的香味與味道，但基本上，我是完全無法
領略出其中奧妙，更無法分辨和描述這些東西，提供的資料僅供參
考。

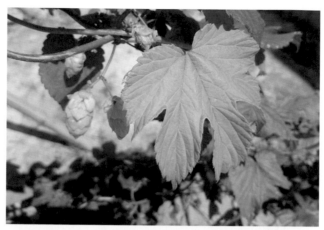

▲啤酒花毬果（雌花序）

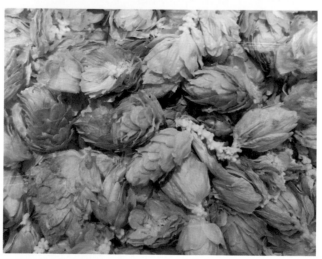

▲乾燥後的啤酒花。

啤酒花的生產國與產量

美國的啤酒花產量世界第一；以十月啤酒節聞名全球的德國位居第二；中國大陸地大物博，產量也是很驚人，主要產地在新疆和甘肅。

啤酒花生產國	2020 年啤酒花產量（公噸）
美國	47,541
德國	46,878
中國大陸	7,044
捷克	5,925
波蘭	3,417
斯洛維尼亞	2,723
澳洲	1,714
紐西蘭	1,250
英國	924
西班牙	908
法國	767

▲全球啤酒花產地國，2020 年的總產量列表。

一頭栽入釀造啤酒的小宇宙

　　臉書把我和密西西比大學畢業後斷線的女同學 Grace 重新連線。我們差不多 30 年沒見了。她和美籍先生 Steve 十月回到台灣，隔離三天後，一起南下到台中聚會，並且安排拜訪沙鹿一家啤酒原料設備公司的老闆，Jonathan。

　　當天天氣晴朗，在會客室連續喝了三杯不同風味的自釀啤酒，頭雖然有點暈暈的，但我感覺相當好。晚上大夥兒再到日本料理店晚宴。於是，在沒有酵母

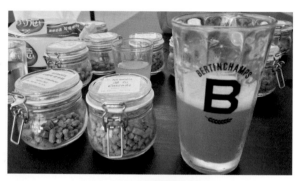

▲風味特殊的精釀啤酒。

發酵的情況下，引發了寫這本書的動機。

　　Jonathan 的公司──金鼎豐❶，創立於 2013 年，是當時台灣第一間精釀啤酒原料供應商。直到現在依然替三十幾間啤酒廠、教育單位及上千位自釀玩家提供原料，是台灣為數不多可以供應全方面啤酒原料及自釀設備的公司。

❶ 公司網址：https://www.diybeersupply.com.tw

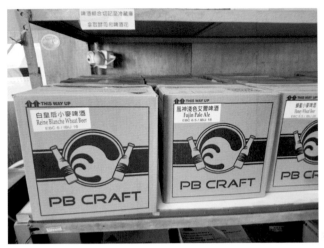
▲精釀啤酒的原料設備。

公司展場裡販售歐美不同國家、廠牌和色度的數十種麥芽穀物和萃取物❷，品項豐富。為了顧及品質，啤酒花都是直接與農場端接洽，並由原產地空運輸送。抵達台灣後，存放於攝氏零下19度的冰庫中，讓鮮度和香氣能完美保存。

一杯香醇沁心的啤酒從使用金鑽特級啤酒花開始。Steve是美國啤酒花供應商。他與農場合作，由位於世界的啤酒花首都──美國的金鑽特級啤酒花公司（YCPH），提供來自華盛頓州亞基馬山谷（Yakima valley）最新鮮、最高品質的啤酒花。該農場占地約1500英畝，農場主人四代都種植啤酒花。

❷ 商品目錄：https://shopee.tw/pbcraft

啤酒花有哪些？　**3**

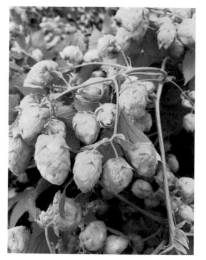

▲啤酒花毬果

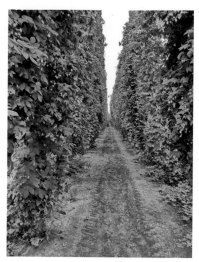

▲啤酒花農場

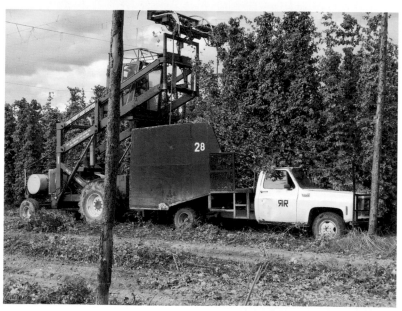

▲卡車採收。

啤酒與啤酒花

▶烘乾。

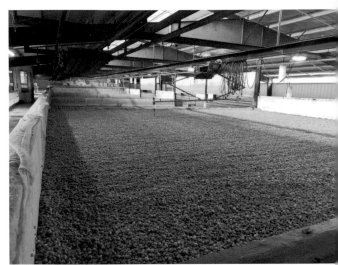

▼啤酒花進入工廠。

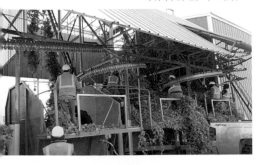

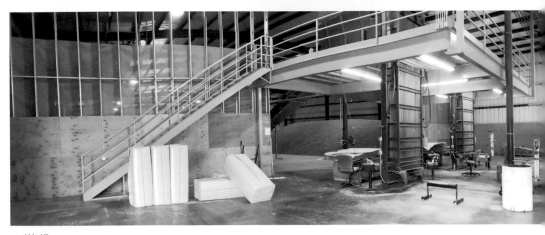

▲裝袋。

◀運往打顆粒工廠。

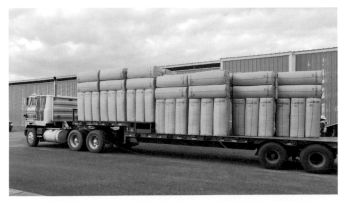

3 031

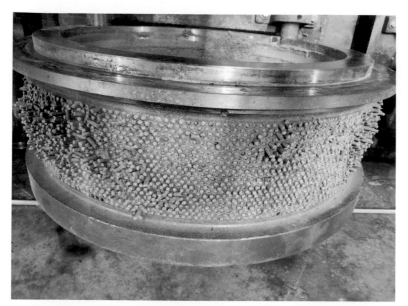

▲打成顆粒。

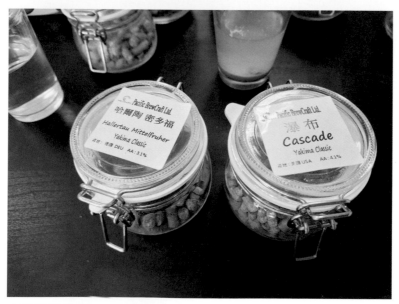

▲啤酒花樣品

啤酒與啤酒花

Grace 於 2020 年 5 月在公司臉書專頁上發布亞基馬谷啤酒花農場特報。

「嗨！由於新冠病毒影響，美國華盛頓州裡的亞基馬谷還是管制嚴格，走路或開車在路上會被警察攔下詢問。如果沒事在路上無目的趴趴走，會被警察開罰單。這裡的農場一片蕭條，所有的農工只要他們說有一點不舒服，就可以待在家裡領救濟金，所以現在全部都說不舒服、不上工。有些農場在華盛頓州鎖州之前，沒來得及把啤酒花生長索線拉上，現在找不到人拉線，今年整個農場都無法生產啤酒花。

說到生產啤酒花，由於美國疫情嚴重，所有啤酒廠都關閉。2019 年啤酒花的合約，很多啤酒廠棄單，造成這裡農場啤酒花堆積囤貨，尤其是以前比較不好買到的酒花，如西楚（Citra）、馬賽克（Mosaic）這種有專利的啤酒花，現在可以用比以前便宜的價錢買到，而且要多少有多少。」

 為什麼要在美國金鑽特級啤酒花公司購買啤酒花？

1. **品質**：提供的所有啤酒花都是由農場採摘、加工及裝袋，並儲存於溫控環境中。沒有過多經銷或中盤商，意味著消費者可以獲得最新鮮的啤酒花。

2. **值得信賴的認證**：所有的啤酒花都附有來自品檢公司的分析

證書。

3. **有貨**：持有大量、不同品種的啤酒花，可以滿足客戶的啤酒花需求，提供一站式服務。

4. **價格**：始終可以獲得優質啤酒花的合理價格。

公司生產許多不同種類的啤酒花，藉著全球物流直達客戶啤酒廠，可零售或大批量購買。更多關於美國金鑽啤酒花公司資訊或報價，可與台灣金鼎豐公司聯繫。

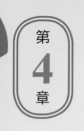

第 4 章

啤酒花的
主要活性成分

啤酒花的化學成分除了水、纖維素和各種蛋白質外，還包括對賦予啤酒特性很重要的化合物，可大致分為苦酸（Bitter acid）、類黃酮（Flavonoid）、精油（Essential oil）等。

苦酸

啤酒花的苦酸，根據其化學結構主要分為兩大類：阿法酸（Alpha acid）、貝塔酸（Beta acid）。

阿法酸

啤酒花的重要成分之一是阿法酸。在麥芽汁煮沸過程中，阿法酸被熱異構化為異阿法酸，這是造成啤酒苦味的成分。葎草酮（Humulone）是啤酒花中最普遍的阿法酸。

▲葎草酮，分子量 362 克 / 莫耳。

 貝塔酸

啤酒花含有貝塔酸，是啤酒香氣的來源。蛇麻酮（Lupulone）是貝塔酸的一種。貝塔酸不會產生苦味，因為它們比阿法酸更易揮發，所以它們的提取也不需要加熱。這種揮發性的缺點，是在釀造過程中可以聞到的啤酒花香氣，會在釀造過程中揮發掉，不再存於啤酒中。

▲蛇麻酮，分子量 414 克／莫耳。

類黃酮

 黃腐酚

黃腐酚（Xanthohumol）是啤酒花中的主要類黃酮。其他經過充分研究的類黃酮是異戊烯基柚皮素（Prenylnaringenin）。黃腐酚具有很多藥理活性，而異戊烯基柚皮素則是一種植物雌激素。

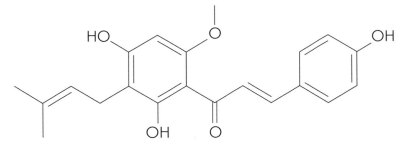

▲黃腐酚，分子量 354 克 / 莫耳。

 異戊烯基柚皮素

▲異戊烯基柚皮素，分子量 340 克 / 莫耳。

啤酒與啤酒花

精油

　　啤酒花精油的主要成分是由月桂烯（Myrcene）、蛇草烯和石竹烯組成的萜烯烴。月桂烯是新鮮啤酒花刺鼻氣味的來源。蛇草烯及其氧化反應產物，可以賦予啤酒突出的啤酒花香氣。月桂烯、蛇草烯和石竹烯三者占啤酒花精油總量的 80 ～ 90%。

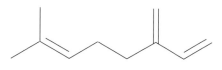

▲月桂烯，分子量 136 克 / 莫耳。

啤酒花活性成分含量

　　2020 年，西班牙巴塞隆那大學在《分子》期刊報導，啤酒中非酒精成分對女性腹部脂肪、骨質疏鬆症和身體水合作用的影響。文章中分析了啤酒中的啤酒花成分及含量。

成分	平均含量（**mg/330 ml**）
植物雌激素	
黃腐酚（Xanthohumol）	0.004653
6- 異戊烯基柚皮素（6-prenylnaringenin）	0.008547
8- 異戊烯基柚皮素（8-prenylnaringenin）	0.003432
異黃腐酚（Isoxanthohumol）	0.132
苦酸（**bitter acids**）	
阿法酸 + 貝塔酸	0.891
異葎草酮（Isohumulone）	9.207

▲一罐啤酒（330 毫升）中所含的啤酒花活性成分。

第 5 章

減肥

在全球範圍內，肥胖是主要的健康威脅之一，成人和兒童的發生率持續上升。世界衛生組織於 2015 年發表的一份報告顯示，在 195 個國家中，有 6 億成人和 1 億兒童肥胖，可視為是 21 世紀相當嚴重的一個公共衛生問題，而且肥胖在女性中比男性更為常見。

去中國大陸演講減肥藥用植物時，簡報上都會放上典型內地口氣的減肥廣告：「世界上最遙遠的距離，不是生和死的距離，而是扣子和扣眼近在咫尺，卻死活扣不上！」。

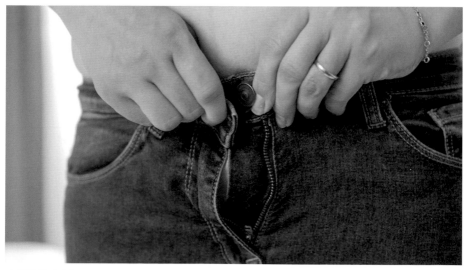

▲艱困時刻

肥胖是一種流行病

美國的肥胖問題很嚴重。有一次在麻州的一個購物中心二樓，我和女兒坐在正對著電扶梯的椅子上，想要計算從一樓上來的人，到底有幾個是胖子。我們看著這些人從電扶梯冒出頭，露出肩膀，然後現出身形，胖子出現的機率果然很高。如果有幾個女孩子走在一起，手裡拿著冰淇淋筒邊走邊吃的，永遠是最胖的那一個。

肥胖會增加罹患許多疾病的可能性，特別是心血管疾病、第二型糖尿病、阻塞性睡眠呼吸中止、某些類型的癌症、骨關節炎和憂鬱症等。

「十隻橘貓九隻胖，還有一隻特別胖。」在一本關於貓的書中有這樣的描述。可見現今的社會中，寵物似乎也遭遇到同樣的問題。

我去中國大陸不同城市演講、旅遊時，除了吃當地的特色食物外，最常吃的是清真蘭州拉麵店的新疆拌麵，價格從人民幣 16 元、18 元到 20 元都有。麵所拌的蔬菜通常是番茄、黑木耳、洋蔥等，加上一碗有孜然香氣的熱湯。我曾跟中國大陸的朋友說，如果要減肥，點這一道來吃應該就夠了。

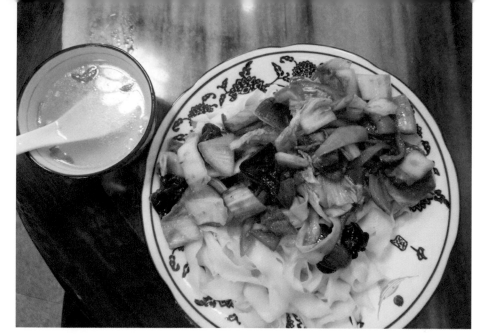

▲新疆拌麵

啤酒肚的由來

　　網路上可以找到一篇由新光醫院家醫科柳朋馳醫師談啤酒的文章。文中提到，被比喻為液體麵包的啤酒雖然具有熱量，但日常生活中食用的米飯和麵類，熱量更多。所以，把造成啤酒肚的主因歸咎於啤酒是不正確的。啤酒肚其實是「啤酒桶肚」，像啤酒桶圓鼓鼓的。

　　啤酒肚其實是由高熱量和高脂肪的下酒菜所造成，如豬耳朵、炸薯條、炸雞翅、炸花枝圈、雞爪、雞內臟、小香腸等，常常在邊喝啤酒，邊聊天中下肚，久而久之肚子變得愈來愈大。因為是啤酒配食物，所以讓人誤以為啤酒是罪魁禍首。

　　此外，台灣的拚酒文化及肉多菜少的飲食習慣，加上不喜歡運動，也是形成啤酒肚的幕後黑手。

啤酒花如何減肥？

　　肥胖會增加罹患多種慢性疾病的風險，包括心血管疾病和糖尿病。那麼，啤酒花到底能不能減肥呢？

　　2013 年，美國俄勒岡州立大學在《植物化學》期刊報導，黃腐酚能降低肥胖雄性大鼠的體重和空腹血糖。大鼠每天口服不同劑量的黃腐酚，持續 6 週。結果顯示，口服最高劑量組的雄性大鼠體重明顯下降，血漿葡萄糖濃度也顯著降低。因此，黃腐酚可以改善代謝症候群。

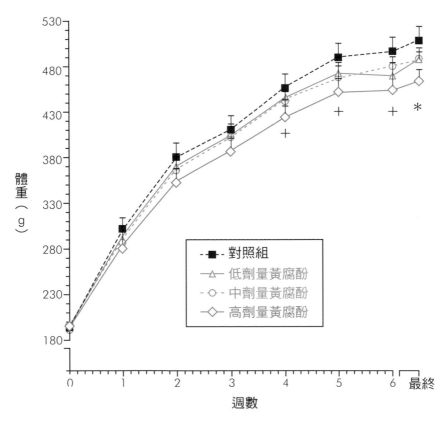

▲黃腐酚減輕體重。（Legette et al. 2013, Phytochem, 91）

2012 年，比利時魯汶天主教大學在《公共科學圖書館一號》期刊報導，啤酒花中的四氫異阿法酸可影響高脂飲食餵養小鼠的體重。結果顯示，此成分可減少體重增加，脂肪形成，葡萄糖耐受不良和空腹高胰島素血症。

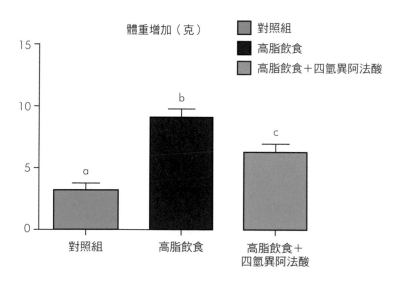

▲四氫異阿法酸顯著降低體重。（Everard et al. 2012, PLoS One, 7）

2004 年，蘭州醫學院在《中藥材》期刊發表啤酒花對去卵巢肥胖大鼠的作用。研究發現，飲用啤酒花水萃取物後，大鼠體重降低。除此之外，啤酒花可能具有雌激素活性，可以增加胰島素的敏感性，並且提高抗氧化能力。

組別	手術前	第1週	第3週	第5週	第7週
假手術	223.7±2.5	230.9±7.5	245.2±+8.1	256.8±7.2	267.5±6.2
去卵巢	224.5±2.5	246.3±7.0	281.1±9.4	313.0±10.3	329.1±15.0
去卵巢 + 啤酒花	224.1±2.4	232.5±5.7 **	262.3±5.6 **	289.7±7.4 **	299.3±7.4 **

▲啤酒花對去卵巢大鼠體重（公克）的影響。

女性更年期時，因為雌激素下降，所以肥胖和罹患心血管疾病的風險隨之增加。植物雌激素是植物性雌激素類似物，可作為治療或預防更年期相關症狀的膳食補充劑。這些化合物有可能調節腸道微生物群，並被腸道微生物群代謝。

2019 年，美國農業部在《營養素》期刊報導，啤酒花萃取物對去卵巢小鼠體重增加、肥胖和腸道功能的影響。啤酒花含有植物雌激素前體，它依賴腸道中的微生物轉化成雌激素類似物。結果顯示，啤酒花萃取物可防止動物的內臟脂肪累積和肝臟三酸甘油酯增加。

啤酒花類黃酮（尤其是黃腐酚）具有降血糖，降血脂和抗肥胖活性。異阿法酸和成熟啤酒花苦酸透過影響脂質代謝、葡萄糖耐性和體重來改善健康。它們對脂質代謝的調節，可能是體重減輕的原因。

2017 年，捷克布拉格化學技術大學在《分子》期刊報導，啤酒花在代謝症候群預防和治療中的潛在作用。結果表明，啤酒花的活性成分在人類中的應用前景廣闊，特別是在預防飲食引起的肥胖和糖尿病方面。

啤酒花是提供啤酒風味和苦味的主要成分。啤酒中的苦味成分異阿法酸可以減少人體脂肪，但有效劑量的異阿法酸引起的苦味讓人難以接受。成熟啤酒花苦酸與異阿法酸的苦味相比，似乎具有更令人愉悅的苦味。

　　2016 年，日本麒麟公司在《營養期刊》報導，成熟啤酒花萃取物可減少超重人群的體脂。與安慰劑組相比，啤酒花組在 12 週後觀察到，內臟脂肪及總脂肪面積顯著減少，體脂率也隨之降低。兩組均未觀察到不良事件或血液和尿液參數的異常變化。研究表明，持續攝入啤酒花萃取物是安全的，並且可以減少身體脂肪，尤其是腹部內臟脂肪。

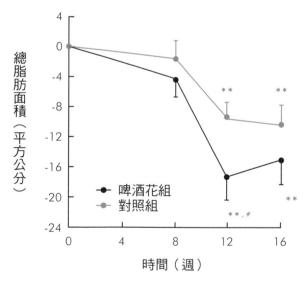

▲攝入啤酒花萃取物可減少總脂肪面積。（Kobayashi et al. 2016, Nutr J. 15）

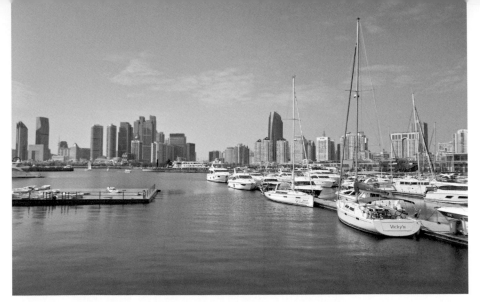

▲青島，帆船之都。

哈佛博士談減肥

　　我曾經為《台灣好新聞》寫了一篇關於啤酒花跟減肥關係的短文〈哈佛博士談減肥／喝啤酒減肥？談談啤酒花〉，在網路上發表。全文如下：

　　「不是我吹牛，整個青島，你有什麼事，給我打電話……不過，基本上都沒用。」2018年秋天，從泰山下來後，搭乘高鐵抵達青島。

　　「我們一起攀登的山，是能看到港口的山。」黑澤明電影《泥醉天使》裡的庸醫喜歡唱這一句。攀登的雖然是泰山，看到的卻是青島的港口。海水清澈，船桅伸向空中，襯著後面的城市天際線。

　　「每個人心中都該有一座島，你會找到自己的夢想。」對男人來說，這座島是青島。冒著白色泡沫的啤酒杯裡，或許能找到未竟的夢。青島啤酒博物館內牆上，LED螢幕顯示，我是參觀的第8153073

位客人。在一張一群人高舉啤酒杯的照片上，大字寫著青島人的幸福三寶：喝啤酒，吃蛤蜊，洗海澡。主題酒吧裡，天花板上兩根大金屬管把啤酒直接從工廠輸送過來，啤酒凍齡，新鮮無時差。

啤酒花，桑科葎草屬，又名蛇麻，多年生纏繞草本植物。具有小刺鉤，葉對生，心狀卵圓形，多為三裂。秋季開小型花，穗狀花序近圓形。主成分是黃腐酚（Xanthohumol），在釀酒工業上用作防腐劑，並使啤酒帶有苦味和香氣。它能減肥、抑制脂肪生成、美白、防骨質疏鬆、抗癌。

日本麒麟株式會社 2005 年在《國際肥胖期刊》發表論文，證實啤酒花萃取物能防止高脂肪飲食誘發的小鼠肥胖。其減輕體重的作用機制，可能是透過抑制腸道的脂肪吸收。因此，啤酒花萃取物可能有助於人類預防飲食誘導的肥胖症，甚至可能改善代謝症候群。

小鼠	高脂肪飲食，35 天	高脂肪飲食 + 啤酒花萃取物，35 天
體重（公克）	48	43

川上弘美小說《老師的提包》裡，月子與高中老師 20 年後於酒館重逢。月子點了「鮪魚納豆，甜辣藕絲，鹽水野蒜」當下酒菜，老師點了「鹽水野蒜，甜辣藕絲，鮪魚納豆」。月子一邊想着，「肯定不光是佐酒菜餚的口味一樣，與他人保持距離的方法，大概也彼此相似」，一邊將啤酒倒進自己的杯子裡。另一次與老師在酒館相遇，也只喝了啤酒，把毛豆、烤茄子和芥末章魚吃完以後，便精確的各付各的帳。

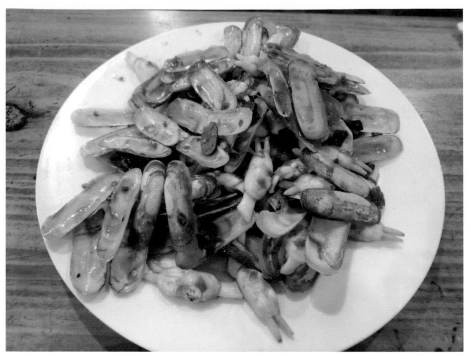

▲刀鮮，一盤人民幣 10 元。

　　日本人一向拘謹，喝酒只限三種情況：高興時、悲傷時，還有除了這兩種情況之外的其他時候。喝啤酒並不會造成啤酒肚，主要是看吃了什麼樣的下酒菜和吃了多少。在青島連續喝了五天啤酒後，離開時沒帶走多少東西，只有兩盒啤酒花咖啡，以及一把印有青島啤酒博物館的雨傘。

減肥的陷阱

　　失敗一定有原因，而且應該記取教訓。減肥路途上，有人成功了，但失敗的卻特別多，甚至必須付出生命代價。20 年前，台灣曾出現一個稱為「減肥菜」的商品，學名守宮木（*Sauropus androgynus*）。這個減肥產品當時在台灣造成轟動，也造成數百人健康受損，引起肺支氣管阻塞和纖維化，最後只能進行換肺手術，不幸的則失去生命。

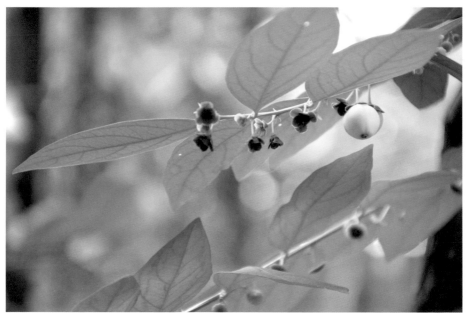

▲守宮木

藤黃果（*Garcinia cambogia*）是印尼原產的熱帶藤本植物，果實看起來像一個小南瓜，顏色從綠色到淺黃。藤黃果萃取物及其活性成分「羥基檸檬酸」，是許多減肥配方的組成部分。它能抑制脂肪酸的生物合成並降低食慾。然而，在減重方面的長期使用效果尚不清楚。

2018 年，美國韋恩州立大學報導了使用減肥補充劑藤黃果造成的肝毒性，發表於《肝臟學病例報告》期刊。因此，須注意使用者是否會引起急性肝炎。如果發生此副作用，應立即停用。

番瀉葉（*Senna alexandrina*）是另一個在減肥產品中常見的成分。它透過腸黏膜和神經刺激腸蠕動，引發腹瀉，屬於猛藥，建議少用或最好不用。衛福部食藥署 2018 年公告：「於晚上食用一次，一星期不得食用高於三次，欲連續食用超過一星期須先諮詢醫師意見。孕婦、授乳婦女及未滿十歲兒童不宜食用。」

目前科學家已發現有些植物具優異減肥效果，而且沒有腹瀉的副作用，人類實在不應跟自己的大腸作對，弄到「人不爽，腸子抗議」的地步。

2018 年，《壹周刊》的醫藥新聞記者曾經報導安非他命（Amphetamine）被當成減肥藥的黑暗史，她說：「10 多年前不只這些禁藥被當成減肥法寶，有些不肖業者還會搭上利尿藥、麻黃素及甲狀腺素，利用藥物副作用讓患者快速減肥。當年還流行效果極佳的東南亞減肥藥，其配方多少也含有禁藥成分，讓不少減肥者得終身洗腎，甚至喪命。」

一位台灣女生到美國留學，在短短幾個月內即迅速發胖，而且愈來愈嚴重。在吃到飽餐廳用完餐後，會直接跑去廁所引吐。這個情況

如果惡性循環下去，即可能導致厭食症（Anorexia）。

　　健康的減重一個月最好控制在 1 ～ 3 公斤左右，這樣對身體才不會造成劇烈生理變化。有些宣稱一個月能減重 10 公斤以上的減肥產品一定要避免使用。使用減肥產品期間，如果搭配飲食及運動，就能達到預期的效果。

第 6 章

抗癌

你的實驗室最喜歡的非科學活動是什麼？

「我們喜歡派對。我們慶祝任何事情（有時甚至沒有原因），從生日到迎送客人和實習生，搬到新的實驗室，或是成功通過博士考試。」

你在實驗室裡最大的奢侈是什麼？

「我們喜歡旅行。不久以前，我們實驗室八個人飛去義大利米蘭一日遊，多虧了便宜的歐洲航空機票。有些人之前從沒搭過飛機，所以這是一次相當棒的經驗。我們實驗室的鄰居，甚至不相信我們真的在那裡。」

這是德國癌症學者格豪瑟博士在一次新聞訪談時，回答記者的兩個提問。

當一個德國癌症研究團隊在實驗室忙碌之餘，仍然對生活充滿了熱情，可能是常常喝啤酒的關係，並且被啤酒和啤酒花啟發了（inspired by beer and hops）。

癌症研究學者──格豪瑟博士

德國癌症研究中心格豪瑟（Clarissa Gerhäuser）博士的研究興趣為癌症化學預防，鑑定具有潛在化學預防活性的植物來源化合物和合成類似物，研究化學預防劑的分子機制。她於 2005 年在《歐洲癌症期刊》發表一篇論文，標題為〈啤酒成分作為潛在的癌症化學預防劑〉。以下為其論文的前言：

「啤酒是一種複雜的酒精飲料，由大麥（麥芽）、啤酒花、水和酵母製成。啤酒的酚類成分來自麥芽（70 ～ 80%）和啤酒花（20 ～ 30%）。結構類別包括簡單的酚類、苯甲酸和肉桂酸衍生物、香豆素、兒茶素、二聚、三聚和低聚原花青素、異戊二烯、查爾酮和類黃酮以及源自啤酒花的阿法酸和異阿法酸。屬於不同結構類別的化合物在體外測試系統中具有不同的生物活性特徵，並且其組合可能導致增強的效果。

過去 10 年累積的科學證據表明，特定的啤酒花成分具

有預防癌症的潛力，即黃腐酚和異黃腐酚等異戊二烯類黃酮，以及啤酒花苦酸等。本綜述總結了使用這些化合物觀察到的與在起始、促進和進展階段抑制致癌作用相關的化學預防活性，以及體內代謝、生物利用率和功效研究的結果。」

格豪瑟博士曾在德國烏茲堡大學修讀藥學。1993 年獲得慕尼黑大學藥物生物學博士學位。1993 年至 1996 年，她在美國伊利諾大學芝加哥分校做博士後研究。1996 年加入位於海德堡的德國癌症研究中心，目前領導癌症化學預防和表觀基因組學研究團隊。她的主要研究興趣是乳癌和前列腺癌相關的分子機制。

啤酒花可對抗哪些癌症？

以下是目前啤酒花在癌症治療上的部分研究成果。

肺癌

肺癌（Lung cancer）是一種惡性肺部腫瘤，其特徵是肺組織中的細胞生長不受控制。肺癌來自於轉化的惡性細胞，而這些細胞起源於上皮細胞。兩種主要類型是小細胞肺癌和非小細胞肺癌。最常見的症狀是咳嗽（包括咳血），體重減輕，呼吸急促和胸痛。

絕大多數（85%）肺癌病例是由於長期吸菸所致，大約 15% 的

病例發生在從未吸菸的人群中。這些病例通常是由遺傳因素和接觸氡氣、石棉、二手菸或其他形式的空氣污染所引起的。

2022 年，中國中南大學在《毒理學》期刊報導，黃腐酚透過細胞凋亡抑制非小細胞肺癌。細胞凋亡信號的失調是癌細胞的一個重要特徵，在引發腫瘤上扮演重要角色。黃腐酚是啤酒花的一種活性成分。結果表明，在裸鼠中，黃腐酚能抑制非小細胞肺癌異種移植腫瘤的生長，具有抗腫瘤的效力。

對照組　　　　黃腐酚

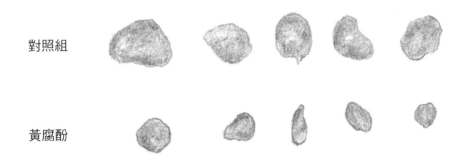

▲黃腐酚能縮小肺癌腫瘤。（Li et al. 2022, Toxicology, 470）

 肝癌

肝細胞癌（Hepatocellular Carcinoma, HCC）也被簡稱做肝癌（Hepatoma），是最為常見的肝癌種類，在成人肝癌中約占 85%。肝細胞癌源自於肝臟中一個或少量的肝細胞惡性變化產生的腫瘤，它通常發生於肝臟因硬化而受損的人身上，且好發於男性。

2015 年，比利時聖魯克大學在《營養與癌症》期刊報導，啤酒花中的阿法酸可抑制肝癌細胞增殖並減少大鼠肝腫瘤形成。慢性炎症在肝細胞癌的發病機制中起重要作用。啤酒花中的阿法酸具有抗炎特性。結果顯示，它們在體外對人類肝癌細胞株以及肝癌動物模型中顯示出抗腫瘤作用。

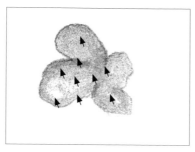 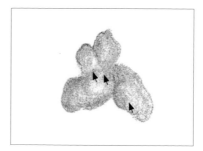

對照組　　　　　　　　　　　阿法酸

▲阿法酸具抗肝癌作用。（Starkel et al. 2015, Nutr Cancer, 67）

 乳癌

乳癌（Breast cancer）是從乳腺組織發展而來的癌症。乳癌的跡象包括乳房腫塊，乳房形狀改變，皮膚凹陷，嬰兒排斥乳汁，乳頭流出液體，乳頭內陷或皮膚出現紅色或鱗狀斑塊。

罹患乳癌的風險因子包括肥胖，缺乏體能鍛鍊，酗酒，更年期激素替代療法，電離輻射，初經過早，晚生育或無生育，年齡較大，有乳癌家族史。

2018 年，中國蘭州大學在《腫瘤學通信》期刊報導，黃腐酚透過調節體內和體外的信號通路抑制乳癌細胞生長。研究發現，黃腐酚可在乳腺增生和癌變過程中作為化學預防劑，並透過在體外和小鼠體內調節凋亡機制來發揮作用。

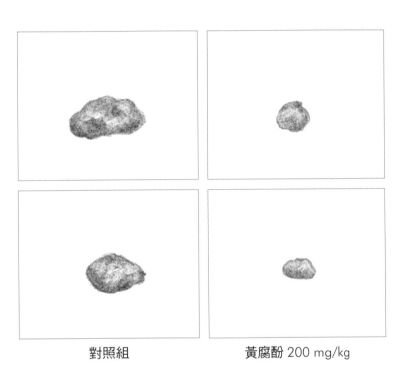

對照組　　　　　　　　黃腐酚 200 mg/kg

▲黃腐酚縮小乳癌腫瘤。（Sun et al. 2018, Oncol Lett. 15）

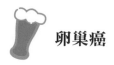

卵巢癌

卵巢癌（Ovarian cancer）是卵巢的惡性腫瘤。症狀可能包括脹氣，陰道流血，骨盆疼痛，腹部腫脹，便祕和食慾不振。

2011 年，美國威斯康辛大學在《婦科腫瘤》期刊報導，黃腐酚誘導上皮卵巢癌細胞凋亡來抑制細胞生長。黃腐酚是一種有效的卵巢癌細胞生長抑制劑。結果表明，黃腐酚可用作卵巢癌的治療劑。

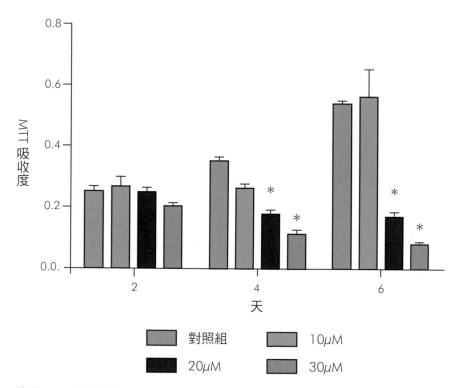

▲黃腐酚可抑制卵巢癌細胞生長。（Drenzk et al. 2011, Gyn Oncol, 122）

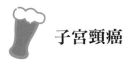

子宮頸癌

　　子宮頸癌（Cervical cancer）是一種起源於子宮頸的癌症。早期通常看不到任何症狀，後期症狀可能包括陰道異常出血，骨盆疼痛等。超過 90% 的病例是由人類乳突病毒（HPV）感染引起的，但是大多數感染過 HPV 的女性，並不會患上子宮頸癌。

　　2015 年，馬來亞大學在《基於證據的補充替代醫學》期刊報導，黃腐酚誘導子宮頸癌細胞生長抑制和凋亡。研究發現，黃腐酚能抑制子宮頸癌細胞的增殖。黃腐酚誘導的細胞死亡涉及細胞凋亡途徑以及細胞週期停滯。因此，黃腐酚是有效的子宮頸癌化療候選藥物。

大腸癌

　　結直腸癌（Colorectal cancer），也稱為大腸癌、結腸癌或直腸癌，是從結腸或直腸發展而來的癌症。症狀包括便血，排便改變，體重減輕和疲勞。大多數結直腸癌是由於高齡和生活方式因素引起的，只有少數病例是因遺傳引起的。風險因子包括不當飲食（食用過多紅肉、加工肉類和酒精）、肥胖、吸菸和缺乏身體活動。

　　2020 年，法國勃根大學在《細胞》期刊報導，黃腐酚可誘導結直腸癌細胞受損並對化療藥物敏感。結果顯示，黃腐酚能夠誘導細胞凋亡，在結腸癌模型中發揮其抗癌活性，並使癌細胞對化學療法中使用的抗癌藥物更加敏感。

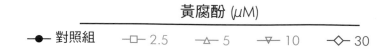

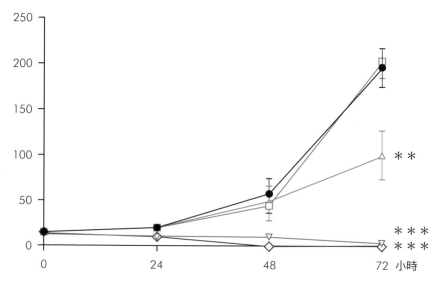

▲黃腐酚使結腸癌細胞凋亡。（Scagliarini et al. 2020, Cells, 9）

前列腺癌

前列腺癌（Prostate cancer）是全球第二大最常見的癌症，也是男性癌症相關死亡率的第五大原因。症狀包括排尿疼痛或困難，尿液中帶血，骨盆或背部疼痛。

2010 年，美國健康系統外科研究部在《抗癌研究》期刊報導，黃腐酚在前列腺癌細胞中的生長抑制和細胞凋亡誘導作用。

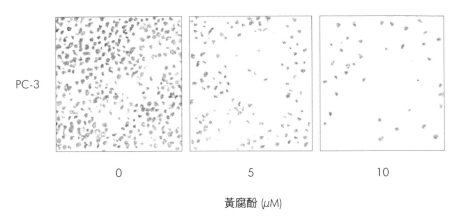

PC-3

0   5   10

黃腐酚 (μM)

▲黃腐酚可抑制前列腺癌細胞生長。（Deeb et al. 2010, Anticancer Res. 30）

 胰腺癌

　　胰腺癌（Pancreatic cancer）是由於胰腺細胞失控增殖所形成的腫瘤。常見症狀包括皮膚發黃，腹部或背部疼痛，不明原因的體重減輕，深色尿液和食慾不振。疾病早期通常無症狀，要到晚期才會出現。診斷出來時，胰腺癌通常已經擴散到身體的其他部位。

　　2018 年，日本名古屋市立大學在《癌症科學》期刊報導，黃腐酚透過抑制血管新生對抗胰腺癌。在體內實驗中，接受每週腹膜內注射黃腐酚治療的小鼠，異種移植腫瘤的體積顯著減少。結果表明，黃腐酚能抑制血管生成和縮小腫瘤，因此可成為用於治療胰腺癌的新型治療劑。

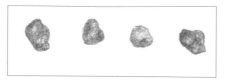 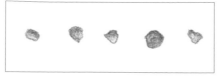

對照組　　　　　　　　　　黃腐酚

▲黃腐酚可縮小胰腺癌腫瘤。（Saito et al. 2018, Cancer Sci. 109）

 黑色素瘤

　　黑色素瘤（Melanoma）是一種皮膚癌，由黑色素生成細胞發展而來。黑色素瘤通常發生在皮膚中，但少數情況下也會發生在口腔、腸道或眼睛。在女性中最常發生於腿部，在男性則常發生於背部。

　　大約 25% 的黑色素瘤由痣發展而來。痣轉變成黑色素瘤的過程包括變大，邊緣不規則，顏色改變，發癢或皮膚破損。黑色素瘤是世界上最具侵襲性和致命性的癌症之一。儘管黑色素瘤治療最近取得了進展，但轉移性黑色素瘤的預後仍然很差。

　　黃腐酚具有廣泛的化學預防和抗癌活性。然而，很少有研究分析過黃腐酚對黑色素瘤細胞的功能影響，並且之前沒有關於其對轉移影響的體內研究。

　　2021 年，德國爾藍根大學在《癌症》期刊發表〈黃腐酚可抑制黑色素瘤細胞的生長和轉移〉論文。結果顯示，黃腐酚在體外抑制黑色素瘤細胞的致癌性，並顯著減少小鼠黑色素瘤細胞的肝轉移，表明黃腐酚是一種有前途的治療黑色素瘤肝轉移的新型藥物。

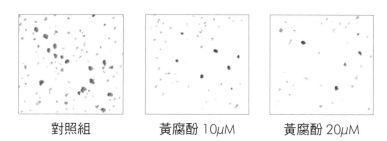

| 對照組 | 黃腐酚 10μM | 黃腐酚 20μM |

▲黃腐酚能抑制黑色素瘤細胞生長。（Seitz et al. 2021, Cancers, 13）

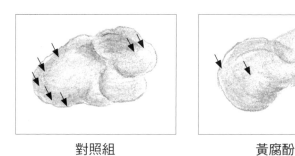

| 對照組 | 黃腐酚 |

▲黃腐酚亦能減少肝轉移。（Seitz et al. 2021, Cancers, 13）

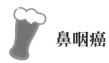 **鼻咽癌**

鼻咽癌（Nasopharyngeal cancer）是起源於鼻咽部的癌症。風險因子包括中國或亞洲血統，曝露於 EB 病毒，家族遺傳以及酗酒。

2022 年，台灣彰化基督教醫院在《環境毒理學》期刊報導，黃腐酚在人類鼻咽癌細胞凋亡中的作用。鼻咽癌是頭頸部最具侵襲性的惡性腫瘤之一。研究證實，黃腐酚能促進鼻咽癌細胞凋亡，有望成為人類鼻咽癌安全且可接受的治療選擇。

 ## 胃癌

胃癌（Gastric cancer）是一種從胃內壁發展而來的癌症。早期症狀包括胃灼熱，上腹痛，噁心和食慾不振。後期症狀可能包括體重減輕，皮膚和眼白變黃，嘔吐，吞嚥困難和血便。癌症可能從胃擴散到身體的其他部位，特別是肝臟、肺、骨骼、腹部內壁和淋巴結。最常見的原因是幽門螺旋桿菌感染，占病例的 60% 以上。

2018 年，中國中南大學在《腫瘤學報告》期刊報導，黃腐酚在體外對胃癌具有抗癌作用。黃腐酚已在多種類型的癌症中表現出強大的抗癌活性，然而它對胃癌的影響仍然未知。研究發現，黃腐酚透過抑制信號傳導對胃癌發揮抗癌作用，因此可當成一種抗胃癌的候選治療方法。

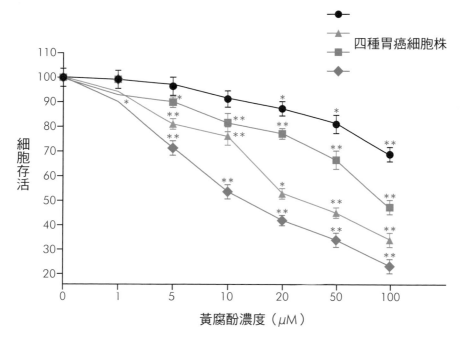

四種胃癌細胞株

細胞存活

黃腐酚濃度（μM）

▲黃腐酚抑制胃癌細胞。（Wei et al. 2018, Oncol Rep. 40）

食道癌

食道癌（Esophageal cancer）是發生在食道的癌症。主要症狀包括吞嚥困難，體重減輕，其他症狀可能包括吞嚥時疼痛，聲音嘶啞，鎖骨周圍淋巴結腫大，乾咳以及咳血。兩個主要類型是食道鱗狀細胞癌和食道腺癌。

食道鱗狀細胞癌是全世界癌症相關死亡的主要原因之一。儘管據報導黃腐酚具有抗肥胖，降血糖，抗高血脂和抗癌活性，但其化學治

療的潛在機制尚待闡明。

　　2020 年，中國鄭州大學在《細胞與發育生物學前沿》期刊報導，黃腐酚在體外和體內抑制食道鱗狀細胞癌的生長。結果表明，黃腐酚能抑制食道鱗狀細胞癌。口服黃腐酚可降低小鼠異種移植食道癌腫瘤的體積和重量。

黃腐酚（μM）

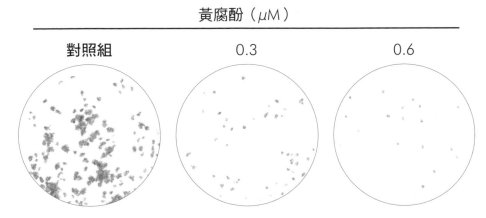

▲黃腐酚抑制食道鱗狀細胞癌生長。（Yin et al. 2020, Front Cell Dev Bio, 8）

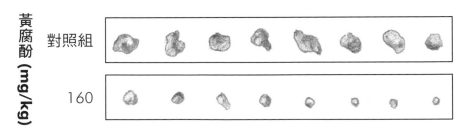

▲黃腐酚縮小食道癌腫瘤。（Yin et al. 2020, Front Cell Dev Bio, 8）

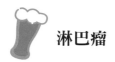

淋巴瘤

　　淋巴瘤（Lymphoma）是從淋巴細胞發展而來的血液和淋巴腫瘤。症狀包括淋巴結腫大、發燒、多汗、體重減輕、瘙癢和持續感到疲倦。腫大的淋巴結通常不會痛。出汗最常見於夜間。

　　淋巴瘤的兩大類是非霍奇金淋巴瘤（占 90%）和霍奇金淋巴瘤（占 10%）。感染霍奇金淋巴瘤的風險因子包括感染 EB 病毒和家族病史。非霍奇金淋巴瘤的風險因子包括自身免疫疾病、愛滋病、嗜淋巴細胞病毒感染、免疫抑制藥物和某些殺蟲劑。吃大量的紅肉和吸菸也可能會增加風險。

　　2007 年，德國慕尼黑工業大學在《植物醫藥》期刊報導，啤酒花異戊烯基柚皮素具誘導人類淋巴瘤細胞凋亡的能力。從啤酒花中鑑定有效的抗癌化合物，已成為公共衛生相關研究中的一個重要問題。研究發現，異戊烯基柚皮素以粒線體依賴性方式誘導細胞凋亡。它的潛力在對耐藥性白血病母細胞的實驗中也得到證實。

腦癌

　　腦瘤（Brain tumor），或稱為腦癌，是因大腦內異常細胞形成所造成，可分為原發性腫瘤和繼發性腫瘤。原發性腫瘤起源於大腦，而繼發性腫瘤最常見的是從位於大腦外部的腫瘤擴散而來，稱為「腦轉移瘤」。

症狀包括頭痛，癲癇發作，視力問題，嘔吐和精神變化。其他症狀可能包括行走困難，說話困難或失去知覺。使用手機並未顯示會有腦瘤的風險。

2017 年，波蘭熱舒夫大學在《分子》期刊報導異戊烯基柚皮素和柚皮素對膠質母細胞瘤的作用。神經膠質瘤是最具侵襲性的腦癌類型之一。結果表明，柚皮素對膠質母細胞瘤細胞具有更高的選擇性，因為它對癌細胞的毒性是正常細胞的六倍以上。

 ## 口腔癌

口腔癌（Oral cancer）是嘴唇、口腔或上喉嚨內層的癌症。在口腔中一開始是無痛的白色斑塊，然後變厚，發展成紅色斑塊，形成潰瘍並繼續增長。當在嘴唇上時，它通常看起來像一個持續的結痂潰瘍，不會癒合並且會緩慢增長。其他症狀可能包括吞嚥困難或疼痛，頸部出現新腫塊，口腔腫脹，口腔或嘴唇麻木感。風險因子包括嚼檳榔，吸菸，攝入酒精，以及人類乳突病毒感染。

2020 年，中國中南大學在《實驗臨床癌症研究期刊》報導，黃腐酚對口腔鱗狀細胞癌的腫瘤抑制作用。結果表明，黃腐酚透過激活粒線體凋亡信號來抑制口腔鱗狀細胞癌。單獨使用黃腐酚或與放療聯合使用，可克服口腔鱗狀細胞癌異種移植腫瘤中的放療抗性。

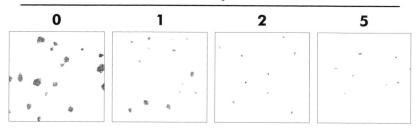

黃腐酚（μM）

| 0 | 1 | 2 | 5 |

▲黃腐酚抑制口腔癌細胞生長。（Li et al. 2020, J Exp Clin Cancer Res, 39）

 肉瘤

　　肉瘤（Sarcoma）是一種惡性腫瘤，由結締組織的轉化細胞引起的癌症。結締組織是一個廣義詞，包括骨骼、軟骨、脂肪、血管或造血組織，而肉瘤可出現在任何這些類型的組織中。肉瘤通常分為兩大類：骨肉瘤和軟組織肉瘤，每一種都有多種亞型。

　　2006 年，義大利坎克羅研究院在《美國聯邦實驗生物學會期刊》報導啤酒花類黃酮黃腐酚抗血管生成的機制。黃腐酚是啤酒花的主要類黃酮，也是啤酒的一種成分，具有潛在的癌症化學預防活性。實驗表明，黃腐酚可以抑制小鼠體內肉瘤的生長。

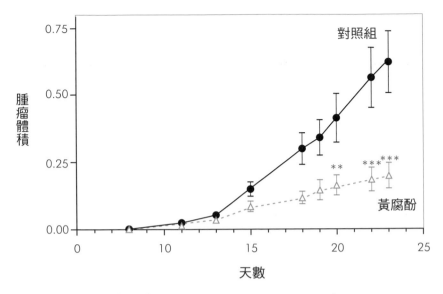

▲黃腐酚可縮小肉瘤。（Albini et al. 2006, FASEB J. 20）

　　綜合以上的實驗證據，啤酒花簡直就像是一座小型「抗癌軍工廠」，廠裡生產出許多抗癌武器，可用來對抗、打擊、消滅各種各樣的癌症。面對這個威脅人類生命的敵人，從預防醫學的角度來看是「預防勝於治療」。若以喝啤酒的角度來看呢？最好的提案是「喝勝於不喝」。

啤酒與啤酒花

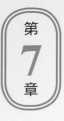

解決皮膚問題

　　在亞洲文化中，白皙的膚色代表年輕和美麗。化妝品公司的研究主要集中在新型美白劑的開發上，這些美白劑可以選擇性的抑制酪胺酸酶（Tyrosinase）活性，以減少色素過度沉積，同時避免對健康黑色素細胞產生細胞毒性。

　　皮質類固醇、對苯二酚和氨基氯化物等傳統藥物，透過抑制黑色素細胞成熟來美白皮膚。然而，這些藥物會有不良反應。美白劑可以選擇性的抑制酪胺酸酶的活性，減少色素產生，因為酪胺酸酶是黑色素生成途徑的限速步驟。

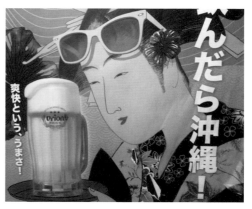

▲亞洲女性崇尚美白。

黑色素與酪胺酸酶

　　根據台糖的網路簡報，人體皮膚黑色素的形成起因於集中在表皮底層的黑色素細胞。當角質細胞受到陽光照射，便會激起黑色素

細胞中酪胺酸酶的活性，進而啟動一連串化學反應，最後產生黑色素（Melanin）。此時，含有黑色素的黑色素體便釋放到角質細胞中，使皮膚變黑。因此，抑制酪胺酸酶活性是減少黑色素產生的關鍵步驟。

美白

　　黃腐酚是啤酒花中最豐富的異戊二烯類黃酮化合物，在小鼠黑色素瘤細胞中具有脫色作用。然而，仍然缺乏對其在人類黑色素細胞中的脫色功效的研究。

　　2021 年，美國石溪大學在《生化與生物物理報告》期刊報導黃腐酚對人類黑色素細胞的脫色作用。結果表明，黃腐酚透過酪胺酸酶抑制以及黑色素體降解作用，可能有望成為人類色素沉著的有效抑制劑。

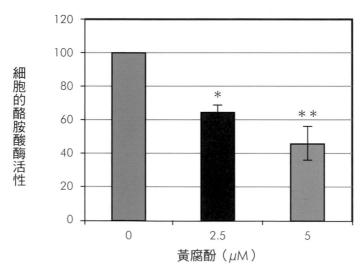

▲黃腐酚抑制酪胺酸酶的作用，對美白有助益。
（Goenka et al. 2021, Biochem Biophy Rep, 26）

2016 年，韓國慶尚國立大學在《酶抑制與藥物化學期刊》報導啤酒花中具酪胺酸酶抑制作用的酚類。酪胺酸酶是酪胺酸氧化產生黑色素和其他色素的限速酶。啤酒花的萃取物對蘑菇酪胺酸酶有抑制作用。這項研究首次證明了，啤酒花的酚類物質能抑制酪胺酸酶的活性。

　　2008 年，韓國全北國立大學在《實驗與分子醫學》期刊報導黃腐酚對黑色素瘤細胞黑色素生成的影響。結果表明，黃腐酚在有效濃度下幾乎沒有細胞毒性。黃腐酚能使黑色素含量降低，伴隨著酪胺酸酶活性和蛋白質表達降低。它能干擾黑色素生成途徑，因此可充當色素減退劑。

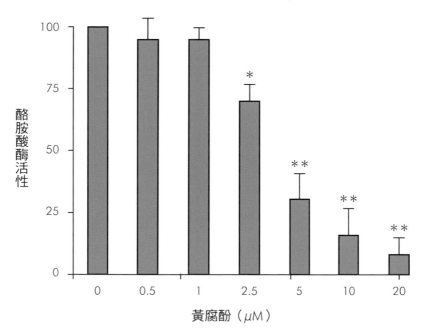

▲黃腐酚抑制酪胺酸酶。（Koo et al, 2008, Exp Mol Med, 40）

增進膠原蛋白生成，防止彈性蛋白分解

同樣根據台糖的一份網路簡報，膠原蛋白（Collagen）是皮膚真皮層細胞外基質主要的成分，而基質金屬蛋白酶（Matrix metalloproteinase）是降解細胞外基質的主要酶。隨著年齡的增加，基質金屬蛋白酶活性也慢慢增加，結果使真皮層變薄，皮膚彈性逐漸消失，皮膚鬆弛，逐漸出現皺紋的老化現象。因此，適度的抑制基質金屬蛋白酶，可以達到抗皺、延緩老化的效果。

皺紋產生的主要原因是皮膚內部的纖維斷裂或鬆弛，主導真皮彈力的彈性蛋白（Elastin）就是其中之一。隨著年齡的增長，彈性蛋白酶（Elastase）的數量和活性增加，導致彈性蛋白纖維被分解，減低肌膚彈性。因此，抑制彈性蛋白酶的活性可以恢復肌膚彈性。

2010 年，美國狄金森大學在《化妝品學期刊》報導，黃腐酚直接抑制彈性蛋白酶和基質金屬蛋白酶並刺激纖維膠原、彈性蛋白和原纖維蛋白的生物合成。研究發現，黃腐酚顯著抑制彈性蛋白酶，因此對彈性蛋白具有保護作用。它也明顯增加了真皮成纖維細胞中膠原蛋白以及彈性蛋白的表達。這是第一份確定黃腐酚能改善皮膚結構和緊緻度的報告。

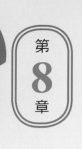

第 8 章

抗骨質疏鬆

骨質疏鬆症（Osteoporosis）是一種全身性骨骼疾病，其特徵是骨頭重量變輕，骨組織微結構退化，導致骨骼脆化，因而增加骨折風險。這是老年人骨折的最常見原因。經常折斷的骨頭包括脊柱中的椎骨，以及前臂和臀部的骨頭。

隨著年齡的增長，骨質疏鬆症變得更加普遍。女性比男性更常發生。在已開發國家，2 ～ 8% 的男性和 9 ～ 38% 的女性會受到影響。

啤酒花於骨質疏鬆的研究

2022 年，中國海軍軍醫大學在《骨頭與礦物質代謝期刊》報導啤酒花萃取物和黃腐酚改善骨質流失。研究發現，黃腐酚有效改善小鼠股骨微結構，改變骨代謝生物標誌物，調節骨代謝相關蛋白的表達。此外，啤酒花也顯著促進骨細胞增殖，為老年性骨質疏鬆症的治療開闢了新視野。

2021 年，中國第二軍醫大學在《中國整合醫學期刊》報導，啤酒花萃取物可預防小鼠卵巢切除術引起的骨質疏鬆症。結果表明，啤酒花萃取物透過增加雌二醇，改善骨結構、骨密度和降低血清鹼性磷

酸酶，發揮骨保護作用，可防止骨質流失，在治療骨質疏鬆症方面具有潛力。

2018 年，韓國忠北國立大學在《基於證據的補充替代醫學》期刊報導，啤酒花萃取物改善卵巢切除大鼠的絕經後超重、骨質疏鬆症和潮熱。結果顯示，啤酒花萃取物能使股骨重量回升，並透過調節血脂和脂肪堆積、血液雌激素和骨吸收因子，來減輕雌激素缺乏動物的超重、骨質疏鬆症和潮熱。

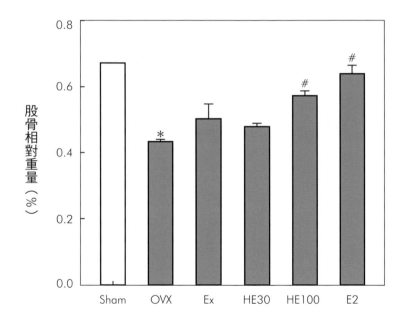

▲ 啤酒花萃取物 HE 可使股骨重量回升。（OVX= 去卵巢，E2= 雌二醇，Ex= 運動）（Ban et al. 2018, Evid Based Com Alt Med, 2018）

2017 年，德國瑞斯登研究所在《植物醫藥》期刊報導，標準化的啤酒花乙醇萃取物，可防止大鼠卵巢切除術引起的骨質流失，而不

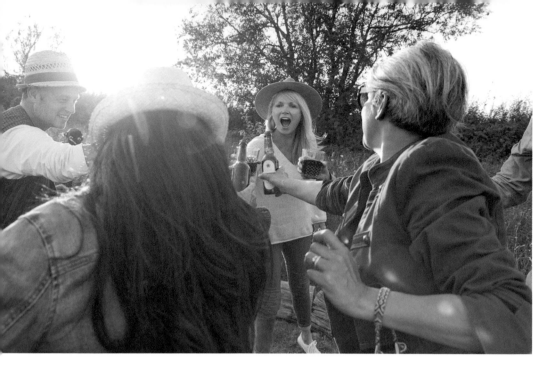

會在子宮中引起不良影響。啤酒花補充劑作為緩解更年期症狀（例如潮熱、抑鬱和焦慮）的藥物很受關注。研究顯示，口服啤酒花萃取物八週後，子宮內膜未觀察到增生作用，為啤酒花萃取物的安全性提供了證據，而且對骨質流失有防止作用。

喝啤酒能預防骨質疏鬆嗎？

答案是肯定的。

2020 年，西班牙巴塞隆那大學在《分子》期刊報導啤酒活性成分對女性骨質疏鬆症的影響。在觀察性研究中，適度喝啤酒與改善老年女性的骨骼健康有關。此外，啤酒活性成分作為絕經後對抗骨質流失，具有潛在的意義。

心血管保護

心血管疾病是具有高死亡率和發病率的重要公共衛生問題。儘管醫學取得了巨大進展，但全球心血管疾病的流行仍在繼續。根據世界衛生組織的資料顯示，2004 年約有 1710 萬人死於心血管疾病，占全球死亡總數的 29%。預計到 2030 年，每年將有 2360 萬人死於心血管疾病。

在防止心血管疾病上，啤酒花扮演什麼樣的角色呢？以下是近年來的科學發現。

中風

中風（Stroke）是流向大腦的血液不足，導致腦細胞死亡。主要有兩種類型：缺血性中風以及出血性中風，兩者都會導致部分大腦停止正常運作，中風的症狀包括身體一側無法移動或無感覺，理解力或說話有困難，頭暈或一側視力喪失。主要的風險因素是高血壓，其他包括高血膽固醇、吸菸、肥胖、糖尿病、末期腎臟病和心房震顫。

2012 年，台灣台北醫學大學在《農業食品化學期刊》報導了黃腐酚對大鼠缺血性中風的神經保護作用。在該研究中，檢查了黃腐酚

對大腦中動脈閉塞誘導的腦缺血大鼠的神經保護活性和機制。

　　研究首次表明，除了最初被認為是一種預防腫瘤生長的藥物外，黃腐酚還具有強大的神經保護活性。這種活性至少部分是透過抑制炎症反應，細胞凋亡和血小板活化來介導的，從而導致減少腦缺血大鼠的梗塞體積和改善神經行為。

血栓

　　血栓（Thrombosis）是指血管內血塊形成並阻礙血液流過循環系統。在某些情況下，體內可能會形成血塊。當血塊破裂並開始在體內移動，則容易造成中風或血管阻塞現象。

　　隨著全球人口已達 70 億，嬰兒潮一代步入老年，血栓已成為全球疾病負擔的主要原因。研究發現，飲用適量的啤酒可以防止血栓形成。黃腐酚是啤酒花中的主要異戊二烯化類黃酮，而黃腐酚最重要的飲食來源則是啤酒。

　　2017 年，中國四川大學在《自由基生物醫學》期刊報導，啤酒花分離出的黃腐酚透過抑制血小板活化，預防血栓形成，而且不增加出血風險。結果顯示，黃腐酚能抗血栓和抗血小板活性。此研究還為血栓形成疾病的機制提供了新的見解，並可能具有治療意義。

肺動脈高壓

　　肺動脈高壓（Pulmonary hypertension）是肺動脈血壓升高的一種情況。症狀包括呼吸急促、昏厥、疲倦、胸痛、腿部腫脹和心跳加快。這些情況可能使運動變得困難。發病通常是漸進的，原因未知。

　　風險因素包括家族史、肺栓塞病史（肺部血栓）、愛滋病毒、鐮狀細胞病、古柯鹼使用、慢性阻塞性肺病、睡眠呼吸暫停、生活在高海拔地區和二尖瓣問題。

　　2019 年，葡萄牙波爾圖大學在《營養素》期刊報導，黃腐酚強化啤酒抗肺動脈高壓作用。一些酒精飲料中存在的多酚，與預防心血管疾病的有益作用有關。研究表明，長期攝入黃腐酚強化啤酒能調節實驗性肺動脈高壓。

血管鈣化

　　血管鈣化（Vascular calcification）是礦物質以磷酸鈣鹽的形式沉積在大動脈（包括主動脈）的富含平滑肌的內側層中。DNA 損傷，尤其是氧化性 DNA 損傷，會導致血管鈣化加速。隨著年齡的增長，動脈硬化的主要原因之一是血管鈣化。

　　2020 年，台灣嘉南藥科大學在《抗氧化劑》期刊報導，黃腐酚對血管鈣化的預防作用。血管鈣化在動脈粥樣硬化、慢性腎病、糖尿病和高血壓患者中非常普遍。在血管中，血管鈣化與主要的心血管不良事件有關。黃腐酚是啤酒花中的主要異戊烯化查爾酮，具有抑制血

管鈣化的抗氧化作用。

研究結果表明，黃腐酚透過調節信號通路來增強抗氧化能力，改善血管鈣化。因此，可能透過降低血管鈣化來降低心血管風險。

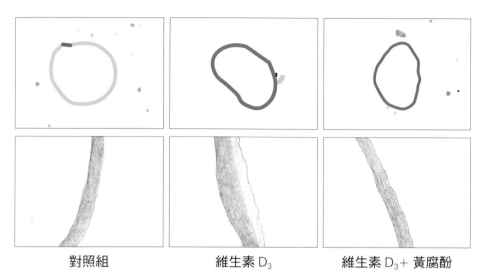

對照組　　　　　　維生素 D$_3$　　　　維生素 D$_3$＋ 黃腐酚

▲黃腐酚防止血管鈣化。（Liou et al. 2020, Antioxidants, 9）

心肌肥大及纖維化

心肌肥大（Cardiac hypertrophy）是一種心肌變厚的病症，原因仍不明。最常受影響的部位是心室，導致心臟無法有效打出血液。可能沒有症狀，也可能會疲勞、腿部腫脹、呼吸急促、胸痛或昏厥。因此，減輕心肌肥大和纖維化對治療心血管疾病很重要。

2021 年，中國長沙醫科大學在《歐洲藥理學期刊》報導，黃腐

酚透過調節信號通路減輕小鼠心肌肥厚和纖維化。研究發現，口服黃腐酚可顯著減輕心臟功能障礙、肥大和纖維化。

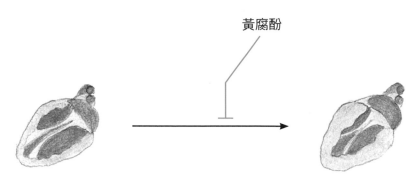

黃腐酚

▲黃腐酚可抑制心肌肥大。（Sun et al. 2021, Eur J Pharm, 891）

心律不整

心律不整（Cardiac arrhythmia）指的是心臟的跳動速率過慢、過快，或是不規則跳動。當心律不整發作時，可能會感到心臟大力噗通噗通跳，即是心悸。症狀包括胸部或頸部跳動感，心跳加速或自覺心臟怦怦跳、心跳緩慢、胸痛、喘不過氣、暈眩、冒汗、昏厥、心臟驟停。

2017 年，美國南卡羅來納大學在《藥理與藥劑學期刊》報導，黃腐酚調節大鼠心室肌細胞中的鈣信號。心律不整是心血管疾病中死亡的主要原因。黃腐酚可穩定鈣信號傳遞且具有抗氧化特性，可能是臨床上理想的抗心律不整藥物。

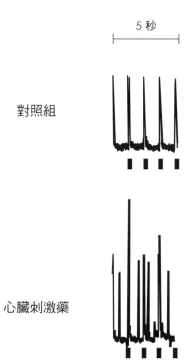

5 秒

對照組

心臟刺激藥

心臟刺激藥
+
黃腐酚

▲黃腐酚讓心律不整恢復正常。（Cot et al. 2017, J Pharm Exp Ther, 360）

第 10 章

保肝

「飲酒過量，有害健康！」這是常看到的警語。的確，若是喝得爛醉，不但傷肝、傷身、傷心，住院或酒後闖禍也容易傷財。

「根據科學家的研究，啤酒對肝臟有益。啊，抱歉我搞錯了，不是科學家說的，是愛爾蘭人啦。」

——蒂娜費（Tina Fey）／喜劇演員[3]

脂肪肝（Hepatic steatosis，肝脂肪變性）是指脂肪堆積在肝細胞裡面，多半發生在飲酒過量的人身上。任何過度飲酒的人都會出現傷肝的症狀：脂肪肝、肝炎、肝硬化。這三種酒精造成的疾病，會隨著時間推移而逐漸形成。若患者停止飲酒，這種情況會緩慢消退。如果繼續無節制喝下去，就會變成酒精性肝炎。

[3] 《啤酒小詞典》，リース惠実，楓書坊文化出版社，2018 年 3 月出版。

喝，還是不喝？

2010 年，德國雷根斯堡大學在《分子營養食品研究》期刊報導，黃腐酚可抑制肝臟發炎和纖維化。在非酒精性脂肪性肝炎小鼠模型中，啤酒花成分黃腐酚減少肝臟炎症和促纖維化基因的表達。結果表明，黃腐酚可預防或治療非酒精脂肪變性肝炎及其他慢性肝病。

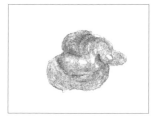
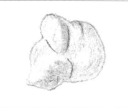
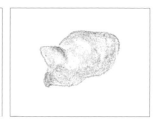

| 對照組 | 高脂飲食 | 高脂飲食
＋黃腐酚 |

▲黃腐酚可防止肝炎。（Dorn et al. 2010, Mol Nutr Food Res. 54）

要保肝的話，還是喝啤酒最好——前提是不能死命狂喝。那麼，服用指南呢？建議一天 1 ～ 2 罐，睡前飲用。

不過量的話，喝啤酒能保肝

2021 年，中國台州人民醫院在《未來藥物化學》期刊報導，黃腐酚減輕脂肪肝和肝纖維化。研究發現，黃腐酚顯著改善大鼠的高血糖和高脂血症，對肝臟疾病具有保護作用，並透過信號傳導來預防第二型糖尿病誘導的肝脂肪變性和纖維化。

2013 年，奧地利格拉茨醫科大學在《分子營養食品研究》期刊報導，黃腐酚改善小鼠的動脈粥樣硬化斑塊形成，高膽固醇血症和肝脂肪變性。

結果顯示，黃腐酚顯著降低血漿膽固醇濃度，減少動脈粥樣硬化病變面積，並降低促炎細胞因子，降低肝臟三酸甘油酯和膽固醇含量。

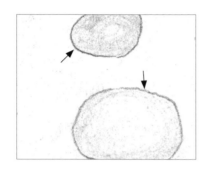
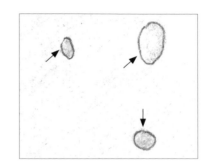

對照組　　　　　　　　　西方飲食模式＋黃腐酚

▲黃腐酚可使肝細胞油滴變小。
（Doddapattar et al. 2013, Mol Nutr Food Res. 57）

2012 年，德國雷根斯堡大學《國際臨床實驗病理學期刊》報導，黃腐酚對肝臟炎症和纖維化的保護作用。黃腐酚是啤酒花中發現的主要異戊烯化查爾酮，以其抗炎特性而聞名。黃腐酚可抑制非酒精性脂肪性肝炎小鼠模型中的肝臟炎症和纖維化。

結果表明，黃腐酚在這種毒性肝損傷模型中的保護作用，涉及與其阻斷肝臟炎症和肝星狀細胞活化能力相關的直接機制。因此，黃腐酚可應用在預防或改善肝損傷後的肝纖維化。

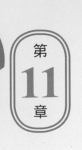

第11章

改善糖尿病

　　糖尿病（Diabetes）是以長期高血糖為特徵的代謝疾病。症狀通常包括頻尿、口渴和食慾增加。如果不及時治療，糖尿病會導致許多併發症。急性併發症包括酮酸中毒、高血糖狀態或死亡。嚴重的長期併發症包括心血管疾病、中風、慢性腎病、足部潰瘍、神經損傷、眼睛損傷和認知障礙。

糖尿病的分類

　　糖尿病主要分為三種類型：第一型糖尿病、第二型糖尿病、妊娠糖尿病。

　　第一型糖尿病是由於 β 細胞喪失，導致胰臟無法產生足夠的胰島素，以前被稱為「胰島素依賴型糖尿病」或「青少年糖尿病」。β 細胞的喪失是由自身免疫反應引起的，而這種自身免疫反應的原因尚不清楚。

　　第二型糖尿病始於胰島素阻抗，這是一種細胞無法對胰島素做出適當反應的情況。隨著疾病的進展，也可能出現胰島素缺乏。第二型糖尿病在老年人中更為常見，但肥胖兒童的增加已導致更多年輕人罹

患第二型糖尿病，最常見的原因是體重過重和運動不足。

妊娠糖尿病是第三種主要形式，也就是沒有糖尿病病史的孕婦出現高血糖的狀況。對於患有妊娠糖尿病的女性，血糖通常會在分娩後很快恢復正常。

啤酒花對糖尿病的裨益

幾個世紀以來，天然藥物一直是治療人類疾病的唯一選擇。如今，植物化學物質被認為是有治療或預防慢性病潛力的化合物。其中，啤酒花通常用於釀造行業以賦予啤酒典型的香氣和風味，因其促進健康的特性而受到特別關注。

2021 年，義大利巴西利卡塔大學在《分子》期刊報導，啤酒花中的異阿法酸具對抗糖尿病、炎症和代謝症候群的能力。幾項體外／體內研究和人體干預試驗已經證明，啤酒花成分透過作用於不同靶點，對體重增加、脂質代謝、葡萄糖穩態、胰島素敏感性和炎症產生有益影響。異阿法酸可作為營養療法，來治療或預防代謝症候群及其相關疾病，如糖尿病、血脂異常、炎症等。

2014 年，中國海洋大學在《農業與食品化學期刊》報導，黃腐酚可在體外作為葡萄糖苷酶抑制劑。黃腐酚可減輕高血糖症，並在治療第二型糖尿病方面具有潛在用途。研究顯示，黃腐酚是葡萄糖苷酶抑制劑，因此可用作緩解餐後高血糖的功能性食品，並作為開發抗糖尿病藥物的潛在候選者。

2013 年，美國俄勒岡州立大學在《植物化學》期刊報導，黃腐

酚可降低肥胖雄性大鼠的體重和空腹血糖。肥胖會增加多種慢性疾病的風險，包括心血管疾病和第二型糖尿病。研究發現，黃腐酚能使雄性大鼠有較低的血漿葡萄糖，體重也有顯著下降，因此黃腐酚能改善代謝症候群。

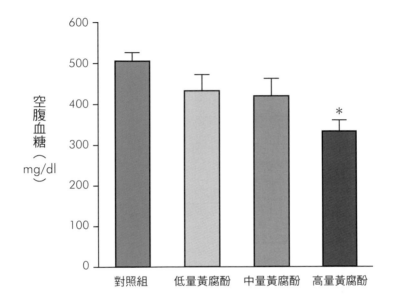

▲黃腐酚可以降血糖。（Legette et al. 2013, Phytochem. 91）

　　2004 年，日本麒麟啤酒有限公司在《生物化學期刊》報導，異葎草酮能降低胰島素阻抗。用異葎草酮治療的糖尿病小鼠，顯示血漿葡萄糖、三酸甘油酯和游離脂肪酸都降低。異葎草酮在 8 週後顯著降低血糖和糖化血色素。結果表明，異葎草酮可以改善胰島素阻抗，提高小鼠和第二型糖尿病患者的胰島素敏感性。

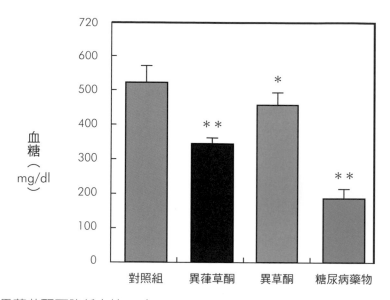

▲異葎草酮可降低血糖。（Yajima et al. 2004, J Bio Chem. 279）

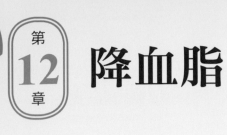

第12章

降血脂

高脂血症（Hyperlipidemia）是指血液中脂質（脂肪、膽固醇或三酸甘油酯）或脂蛋白的濃度異常升高。高脂血症通常是慢性的，需要持續服藥來控制血脂水平。

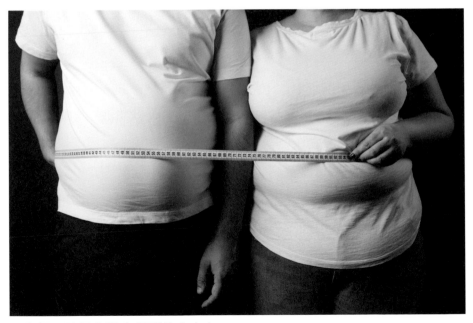

▲腹部肥胖是代謝症候群的病症之一。

脂質和脂蛋白異常在一般人群中很常見，並且由於它們對動脈粥樣硬化的影響而被視為是心血管疾病的可修飾危險因素。此外，某些形式可能易導致急性胰腺炎。

代謝症候群是一種由臨床診斷為以下三種或多種以上的病症條件：腹部肥胖、血脂異常、胰島素阻抗、高血壓、發炎。估計 25 ～ 34% 的美國成年人符合代謝症候群的標準，這使他們處於顯著增加心血管疾病和第二型糖尿病的風險。

代謝症候群的治療

研究人員目前正在研究幾種基於替代醫學的療法，旨在針對代謝的一種或多種症狀。目前沒有單一藥物可有效治療這種疾病。但是，黃腐酚可能可以有效和安全的治療代謝症候群。

戒菸，減少飽和脂肪和酒精的攝入量，減掉多餘的體重，以及吃以水果、蔬菜和全麥為主的低鹽飲食，有助於降低血液中的膽固醇。

2016 年，美國俄勒岡州立大學在《生物化學生物物理學檔案》期刊報導，黃腐酚改善飲食誘導的肥胖小鼠的醣脂代謝功能障礙。結果表明，口服黃腐酚後，小鼠的低密度脂蛋白膽固醇、血漿葡萄糖、三酸甘油酯、總膽固醇顯著降低，證實黃腐酚可改善飲食誘導的肥胖小鼠的全身炎症和代謝症候群。

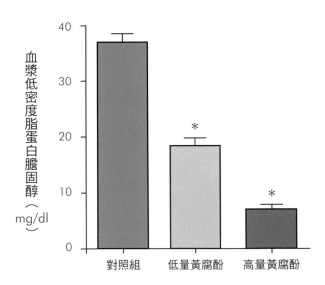

▲黃腐酚可降低膽固醇。（Miranda et al. 2016, Arch Bio Biophy. 599）

　　2013 年，奧地利格拉茨醫科大學在《分子營養食品研究》報導小鼠的動脈粥樣硬化斑塊形成、高膽固醇血症和肝脂肪變性。研究發現，黃腐酚顯著降低血漿膽固醇濃度，減少動脈粥樣硬化病變面積，並降低促炎細胞因子的血漿濃度，以及肝臟三酸甘油酯和膽固醇含量。

2017 年，日本札幌啤酒公司在《營養生物化學期刊》報導，黃腐酚可促進巨噬細胞逆向轉運膽固醇。數據表明，與對照組相比，黃腐酚餵養的倉鼠巨噬細胞的膽固醇排出能力要高出 1.5 倍，因而具有降膽固醇作用。

	對照組	黃腐酚
體重增加量（g）	31.3±2.7	27.3±1.6
總膽固醇（mg/dL）	367±11*	337±12*

▲黃腐酚降膽固醇作用。

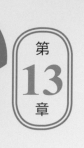

第
13
章

消炎與止痛

　　止痛藥是解熱、鎮痛、消炎三位一體的神奇藥物。常聽到的
是布洛芬（Ibuprofen）、乙醯胺酚（Acetaminophen）、阿司匹林
（Aspirin）。新冠疫情三年，發燒頭痛的人特別多，因此這些藥物被
搶購一空，中國大陸醫院及診所經常掛出「沒有藥了」的牌子。

　　那麼，病痛時怎麼辦呢？

關節炎

　　骨關節炎（Osteoarthritis）是發達國家最常見和致殘的疾病。關
節軟骨的進行性退化以變薄和侵蝕為特徵。眾所周知，炎症與骨關節
炎的發展有關。然而，沒有有效的治療策略來治癒它。

　　2021 年，中國台州人民醫院在《藥理學前沿》期刊報導，黃腐
酚透過介導骨關節炎軟骨細胞中的通路減輕炎症。結果顯示，黃腐酚
顯著抑制炎症反應，減弱分解代謝酶的表達，並改善細胞外基質的降
解。

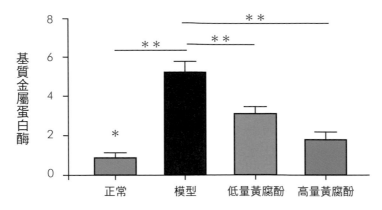

▲黃腐酚抑制基質金屬蛋白酶。（Zhang et al. 2021, Front Pharm. 12）

　　2006 年，荷蘭努米可研究所在《植物醫藥》期刊報導，啤酒花萃取物在關節炎小鼠模型中的活性。研究發現，啤酒花萃取物口服給藥至小鼠時，血中發炎因子 PGE_2 顯著減少了 24%，這表明啤酒花萃取物具有生物可用性及抗炎功效。

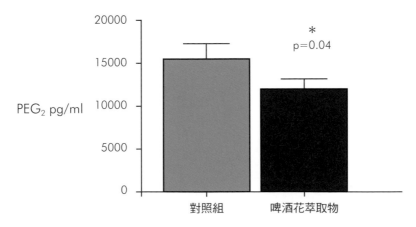

▲啤酒花萃取物抑制發炎因子 PGE_2 產生。
（Hougee et al. 2006, Planta Med. 72）

結腸炎

結腸炎（Colitis）是結腸的腫脹或發炎，可分成急性的或長期的。它屬於一種消化系統疾病，常見症狀包括輕度至重度腹痛和壓痛、持續性出血性腹瀉、脹氣、疲勞、食慾不振和不明原因的體重下降。

2017 年，韓國慶熙大學在《腫瘤標靶》期刊報導，黃腐酚透過抑制信號通路預防小鼠結腸炎。黃腐酚具有抗炎作用。然而，對結腸炎的藥理作用仍然未知。此研究結果顯示，黃腐酚減輕結腸炎症狀，並可預防結腸病變，可能是預防結腸炎的潛在治療劑。

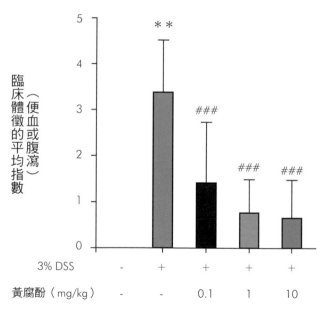

▲黃腐酚可減輕結腸炎。（Cho et al. 2017, Oncotarget. 9）

急性肺損傷

　　2017 年，中國吉林大學在《氧化還原生物學》期刊報導，黃腐酚透過信號通路改善急性肺損傷。黃腐酚是一種主要的異戊二烯類黃酮，具有抗炎和抗氧化活性。研究發現，它可保護肺部免受氧化壓力和炎症損傷，改善各種炎症和氧化壓力引起的疾病。

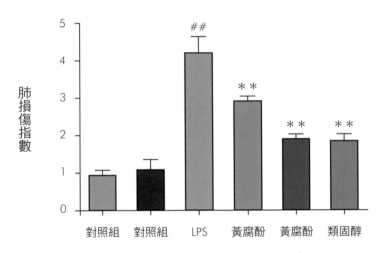

▲黃腐酚可減輕肺損傷。（Lv et al. 2017, Redox Bio.12）

牙周炎

　　牙周炎（Periodontitis）是由於細菌毒性和宿主防禦能力之間的失衡所引起。牙齦單胞菌是一種主要的牙周病原體，它會引發宿主一系列的炎症反應，從而加劇牙周組織的破壞。

啤酒與啤酒花

2008 年，日本大阪大學在《牙周病學期刊》報導，牙齦上皮細胞炎症反應被啤酒花相關多酚抑制。結果顯示，啤酒花多酚是牙齦細胞炎症反應的有效抑制劑。其中所含的多酚和黃芪苷可用於預防和減輕牙周病。

這個研究給了我們一點啟示，未來每次在喝完啤酒之前，留一口用來漱口防牙周病？這樣就不用另外花錢買各種各樣的漱口水了。

過敏性皮膚炎

2010 年，韓國全南國立大學在《國際免疫藥理學》期刊報導，黃腐酚抑制介白素的產生並減少過敏性皮膚炎。過敏性皮膚炎是一種銀屑病實驗模型，可用於確定黃腐酚在體內的抗炎作用。結果顯示，黃腐酚是有效的抗炎劑，可透過抑制介白素的產生來舒緩皮膚炎。

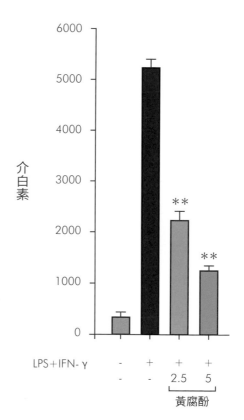

▲黃腐酚可抑制介白素生成。
（Cho et al. 2010, Int Imm. 10）

過敏性鼻炎

2006 年，日本岡山大學在《生物製藥公報》期刊報導，啤酒花萃取物對小鼠揉鼻和打噴嚏的影響。研究發現，啤酒花萃取物能抑制肥大細胞釋放組織胺，也顯著抑制小鼠鼻腔摩擦和打噴嚏。結果表明，啤酒花萃取物可有效緩解過敏性鼻炎的症狀。

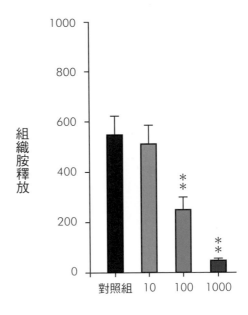

▲啤酒花萃取物可抑制組織胺釋放。
（Takubo et al. 2006, Bio Pharm Bull. 29）

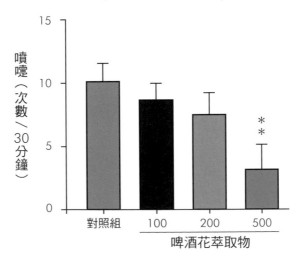

▲啤酒花萃取物可減少小鼠打噴嚏。（Takubo et al. 2006, Bio Pharm Bull. 29）

抗氧化，抗突變

2014 年，中國山西大學在《食品科學期刊》報導從啤酒花中萃取的多酚在體外和體內有抗氧化和抗突變活性。研究發現，啤酒花多酚在體外和體內的抗氧化活性均高於同濃度的綠茶多酚。啤酒花多酚可用作天然抗氧化劑和抗突變劑。

止痛

2018 年，日本近代大學在《神經藥理學》期刊報導異戊烯基柚皮素（啤酒花成分）可減輕小鼠的神經性和內臟痛。數據表明，異戊烯基柚皮素可阻斷信號通道並減輕神經性和內臟疼痛，而且幾乎沒有副作用。

2019 年，美國查米納德大學在《通道》期刊報導月桂烯對疼痛的調節。結果表明，含有月桂烯的鎮痛劑具有治療潛力。因為啤酒花含有月桂烯，所以有助於減輕疼痛。

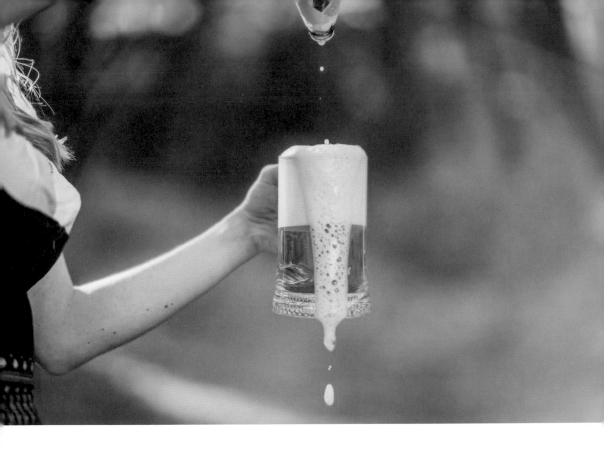

　　在疫後的年代，當我們了解到啤酒花有消炎、止痛效果，我們可以用更不一樣的眼光來看待啤酒，也能更開心的喝啤酒了。喝完啤酒，身體的髮膚之痛和心裡的困擾，似乎就會隨著啤酒泡泡消失不見。

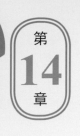

第14章

防治阿茲海默症、帕金森症

　　美國總統雷根以及電影《我想念我自己》中的哥倫比亞大學教授愛麗絲都患有阿茲海默症。隨著老年人口的不斷增加,阿茲海默症的發病率在大多數發達國家迅速增加,目前尚無有效的預防藥物。

認識阿茲海默症

　　阿茲海默症(Alzheimer's Disease, AD)是一種神經退行性疾病,通常發病緩慢並逐漸惡化。它是 60 ～ 70% 失智病例的原因。最常見的早期症狀是難以記住最近發生的事件。隨著疾病的進展,症狀可能包括語言問題,容易迷路,情緒波動,失去動力,忽視自我等。

　　阿茲海默症的病因仍然不是很清楚,可能跟環境和遺傳有關。其他風險因子包括頭部曾受過傷、憂鬱症和高血壓。

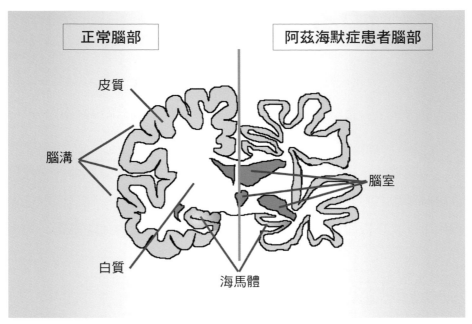

正常腦部　　　　　　阿茲海默症患者腦部

皮質

腦溝

白質

海馬體

腦室

▲阿茲海默症患者腦部

原始資料來源：維基百科，作者 Garrondo
https://commons.wikimedia.org/wiki/File:Brain-ALZH.png

　　在針對阿茲海默症提出的幾種病理機制中，澱粉樣蛋白（Amyloid β）假說已被廣泛接受，其中澱粉樣蛋白的沉積被認為是初始事件。因此，預防澱粉樣蛋白的產生將是治療或預防阿茲海默症的理想策略。

　　澱粉樣蛋白是透過兩種不同的分泌酶，對澱粉樣蛋白前體進行切割而產生的。事實上，針對其中一種或兩種酶的抑制劑已經開發出來，並進行臨床療效測試。

啤酒與啤酒花

疾病治療

2022 年，義大利米蘭大學在《美國化學神經科學》期刊發表啤酒花預防阿茲海默症的論文。啤酒花是啤酒的主要成分之一，它具有阻止澱粉樣蛋白聚集及其細胞毒性，抗氧化，增強自噬的能力。研究發現，原花青素、阿魏酸是啤酒花的主要抗澱粉樣蛋白 β 的成分。

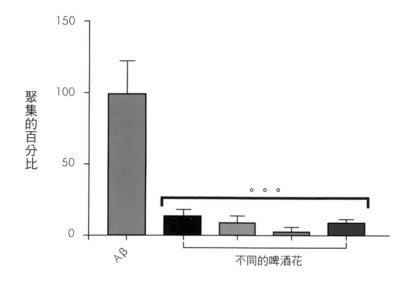

▲啤酒花減少澱粉樣蛋白 β 聚集。（Palmioli et al. 2022, ACS Chem Neu. 13）

2021 年，台灣童綜合醫院在《英國皇家化學會前沿》期刊報導，啤酒花作為單醯甘油脂肪酶抑制劑，可用於治療神經炎症和阿茲海默症。此研究成功的從啤酒花中鑑定出異戊烯基柚皮素，它對單醯甘油脂肪酶具明顯抑制效力，所以可開發成治療神經炎症、阿茲海默症的藥物。

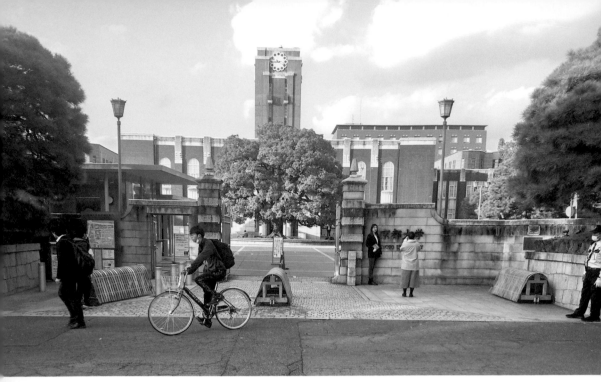

▲日本京都大學校門

　　2014 年，日本京都大學在《公共科學圖書館一》期刊報導，長期口服啤酒花萃取物可減輕小鼠的阿茲海默症。基於「澱粉樣蛋白假說」，京大功能生物學研究團隊篩選了 1600 多種植物萃取物（其中大部分是中藥），並觀察到啤酒花萃取物顯著抑制細胞中的澱粉樣蛋白產生。從萃取物純化出的主要成分是藤黃酮。

　　阿茲海默症模型小鼠口服啤酒花萃取物可減少頂葉大腦皮層、海馬體和大腦動脈壁中的澱粉樣蛋白沉積。

　　在水迷宮測試中，每天從飲用水攝入啤酒花萃取物的模型小鼠，在 9 個月和 12 個月大時，顯示記憶障礙明顯減輕。此外，在曠野實驗中，口服啤酒花萃取物還可以防止阿茲海默症小鼠在 18 個月時出現的情緒障礙。

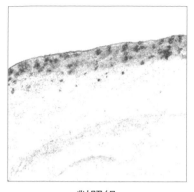 

對照組　　　　　　　　　啤酒花萃取物

▲啤酒花萃取物減少大腦皮層澱粉樣蛋白。
（Sasaoka et al. 2014, PLoS One, 9）

雖然小鼠終生攝食啤酒花萃取物，但都沒有觀察到有害的副作用。這些結果支持澱粉樣蛋白假說，並表明啤酒花萃取物可以預防阿茲海默症。

認識帕金森症

帕金森症（Parkinson's Disease, PD）是一種主要影響運動系統的中樞神經退行性疾病。症狀通常出現緩慢，隨著疾病惡化，非運動症狀變得更加普遍。早期症狀是震顫、僵硬、動作緩慢和行走困難。許多患者出現抑鬱、焦慮和冷漠，也可能出現認知和行為問題。帕金森症癡呆在疾病晚期變得很常見，患者的睡眠和感覺系統也會出現問題。

這種疾病的運動症狀是由黑質細胞死亡因而導致多巴胺缺乏引起的。黑質是中腦的一個區域。這種細胞死亡的原因仍不明。喝咖啡和喝茶的人患此病的風險可能較低。

帕金森症是因遺傳、細胞和多因素病理機制而發生的。文獻中已經報導了幾種天然產物（例如類黃酮）具有穿過血腦障壁並減緩此類疾病進展的能力。

2018 年，巴西帕拉伊巴聯邦大學在《氧化醫學與細胞壽命》期刊報導，類黃酮用於治療阿茲海默症和帕金森症的電腦模擬研究。電腦對接研究評估了 39 種類黃酮，表明大多數類黃酮化合物沒有毒性且吸收率良好。帕金森症及阿茲海默症對接結果顯示，8- 異戊烯基柚皮素（啤酒花主成分之一）具有藥理學上的特性，可成為候選藥物。

2021 年，台灣童綜合醫院在《英國皇家化學會前沿》期刊報導，啤酒花可用於治療神經炎症和阿茲海默症。參與阿茲海默症和帕金森症的單醯甘油脂肪酶是治療神經退行性疾病的標靶。研究發現，啤酒花的異戊烯基柚皮素明顯抑制單醯甘油脂肪酶，降低其活性。因此，啤酒花可能可以改善帕金森症。

增強記憶，改善認知功能

2018 年，日本麒麟公司在《科學報告》期刊報導，啤酒中的啤酒花苦酸透過激活迷走神經改善記憶。改善和維持記憶功能可有效預防認知能力下降和癡呆。因此，喝啤酒可能是改善認知功能的一種安全有效的方法。

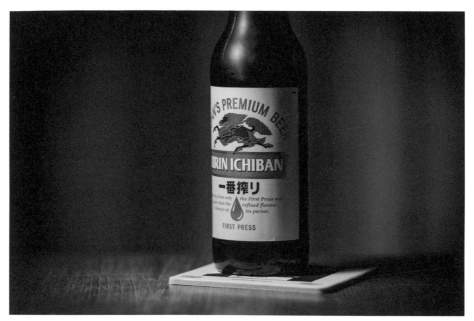

▲麒麟啤酒

　　癡呆症和認知能力下降是全球性的公共衛生問題。適度飲用酒精飲料可降低癡呆症和認知能力下降的風險。例如，紅酒中發現的一種多酚化合物——白藜蘆醇，已得到充分研究並被報導可預防癡呆和認知能力下降。然而，特定啤酒成分對認知功能的影響尚未得到如此詳細的研究。

　　由於人口老齡化迅速增加，預防與年齡相關的認知衰退和抑鬱症變得迫在眉睫。食物成分激活迷走神經對大腦功能的影響，目前仍研究不足。之前有報導，成熟啤酒花苦酸透過激活模型小鼠的迷走神經，改善認知功能和抑鬱症。

2020 年，日本麒麟公司在《阿茲海默症期刊》報導，啤酒花苦酸可改善老年人的認知能力和情緒狀態。研究結果表明，攝入成熟啤酒花苦酸可以改善老年人的認知功能、注意力和情緒狀態。

2020 年，日本麒麟公司在《生物分子》期刊報導，啤酒中的啤酒花苦酸對認知功能的改善作用。異阿法酸是啤酒的主要苦味成分，可透過激活多巴胺神經傳遞，增強海馬體依賴性記憶和前額皮質相關認知功能。每天補充啤酒花苦酸可能是刺激迷走神經，從而增強認知功能的有效策略。

生產有名的麒麟啤酒的日本麒麟公司，他們的科學團隊對啤酒花的藥理作用發表了許多研究報告。當商業與科學結合，不但能創造更大的利益，也能為人類的健康作出貢獻。

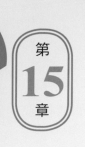

第
15
章
神經保護作用

神經保護（Neuroprotection）是指保存正常的神經元結構和功能。神經保護透過停止或減緩神經元的損失，來預防或減緩疾病進展和繼發性損傷。神經保護通常針對氧化壓力和興奮性毒性——這兩者都與中樞神經系統疾病高度相關。

氧化壓力和興奮性毒性會觸發神經元細胞死亡，當兩者同時發生時，它們會產生協同效應，導致更多的神經損傷。因此，限制興奮性毒性和氧化壓力是神經保護的一個非常重要的手段。常見的神經保護治療是麩胺酸拮抗劑和抗氧化劑，其目的分別是限制興奮性毒性和氧化壓力。

對抗神經損傷

啤酒花傳統上被用作治療失眠、神經痛和更年期障礙的民間藥物。然而，尚未研究其對鐵過載引起的神經損傷的藥理作用。

2022 年，中國海軍軍醫大學在《自然醫學期刊》報導，啤酒花萃取物及其活性成分黃腐酚透過激活通路，減輕氧化壓力和神經損傷。結果表明，顯著改善了小鼠的記憶障礙，主要表現為潛伏期縮

短，跨平臺次數和自發交替率增加，相關蛋白表達增加。此發現證明了記憶障礙的保護作用，啤酒花可能是神經系統疾病治療的潛在候選者。

2021 年，墨西哥國家神經學和外科研究所在《營養素》期刊報導，啤酒花成分的氧化還原和抗炎特性與神經保護有關。用於啤酒釀造的啤酒花毬果提供精油、苦酸和類黃酮，它們是有效的抗氧化劑和免疫反應調節劑，其神經保護作用為功能之一。

癲癇

癲癇（Seizure）是由於大腦中異常過度的神經元活動而引起的暫時症狀。從伴有意識喪失的強直性癲癇發作，到不受控制的顫抖，再到瞬間意識喪失的失神性癲癇。大多數情況下，發作持續不到兩分鐘，並且需要一些時間才能恢復正常。

誘發性癲癇發作是由於暫時性事件引起的，例如低血糖、戒酒、濫用酒精和處方藥、低血鈉、發燒、腦部感染或腦震盪。

2020 年，台灣南台科技大學在《國際神經化學》期刊報導，黃腐酚可保護大鼠免於興奮性神經毒性。結果表明，黃腐酚保持粒線體功能，增加大鼠的神經元存活率。因此，黃腐酚具有很大的開發潛力，可作為改善麩胺酸相關神經系統疾病的治療劑。

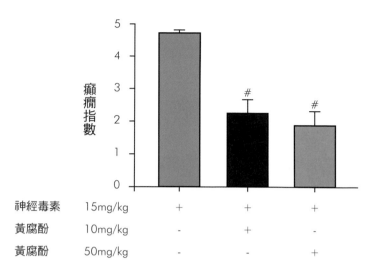

▲黃腐酚可降低癲癇指數。（Wang et al. 2020, Neurochem Int, 133）

　　2017 年，西班牙康普頓斯大學在《營養生物化學期刊》報導，黃腐酚對年齡相關性腦損傷的保護作用。黃腐酚是一種存在於啤酒花中的類黃酮，具有抗氧化、抗炎和化學預防特性。結果顯示，黃腐酚治療可調節衰老大腦的炎症和細胞凋亡，對衰老引起的腦損傷發揮保護作用。

　　2013 年，奧地利帕拉塞爾蘇斯醫科大學在《營養生物化學期刊》報導，環狀異戊二烯類黃酮促進神經元分化和神經突生長，具有神經保護作用。研究發現，在慢性神經退行性疾病、急性腦和脊髓損傷以及與年齡相關的認知障礙的情況下，啤酒花衍生的異戊二烯類黃酮可能是促進神經發生、神經再生和神經保護的強大分子。

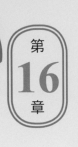

第 16 章

心理疾病應用

　　人腦是個最神祕的器官。通常我們說的心理作用，正確說應該是腦子作用。雖然心臟不會思想，但如果沒有心臟一輩子不辭辛勞打出血液到腦部，腦子是不會有作用的。

　　國中時，我曾在診所裡看過一個小孩，醫師問他：「你幾歲？」他回答：「我吃飽了。」醫師又問：「今天誰帶你來的？」小孩又答：「八點鐘。」他媽媽在旁邊尷尬的說，小孩都亂答。小孩是有反應的，只是沒有依照我們認為正常的邏輯來回答。

　　大一時，我們班上一個女同學精神有問題，教官打電話要家長把她帶回去，之後她就從校園中消失。年輕女作家在她的新書《房思琪的初戀樂園》出版後，選擇自殺，離開人間。

　　一般人無法體會這些痛苦的心靈，即使醫學再發達，我們仍無法走進腦內的某些黑暗角落，親手打開囚禁的牢籠。

　　是不是有辦法像芥川龍之介《蜘蛛之絲》中佛陀取來的那條蜘蛛絲，筆直垂入精神煉獄，讓受苦的患者沿著細絲爬出來？千手觀音的慈悲千手在哪裡？怎麼樣才能找到藥師佛的藥方？

憂鬱症

　　憂鬱症（Depression），也稱為抑鬱症，是一種情緒低落和厭惡活動的精神狀態，在醫學上被歸類為精神和行為障礙，會影響一個人的思想、行為、動機、感受和幸福感。憂鬱症的核心症狀是快感缺乏，對某些通常會給人帶來快樂的活動失去興趣或愉悅感。

　　憂鬱症的特徵包括悲傷，無法思考和集中注意力，以及食慾和睡眠時間顯著改變。經歷憂鬱症的人可能會感到沮喪、絕望和有自殺念頭。症狀可能是短期的，也可能是長期的。

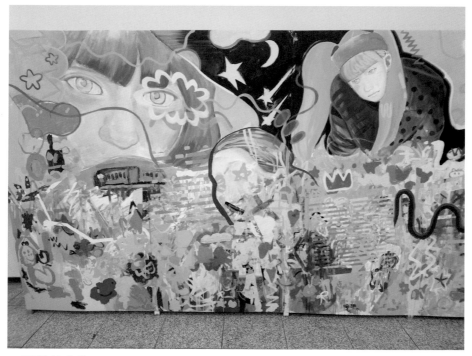

▲憂鬱的畫像

2019 年，日本麒麟公司在《神經科學前沿》期刊報導，啤酒中成熟的啤酒花苦酸改善憂鬱樣行為。結果表明，成熟的啤酒花苦酸可減少炎性細胞因子的產生，並增加去甲腎上腺素的分泌，從而改善抑鬱樣行為。它激活迷走神經並抑制炎症引起的神經元損傷和抑鬱樣行為。

2017 年，希臘哈羅可皮歐大學在《激素》期刊報導，啤酒花萃取物補充劑對健康年輕人自我報告的抑鬱、焦慮和壓力的影響。研究發現，啤酒花顯著降低焦慮、抑鬱和壓力。在有輕度抑鬱、焦慮和壓力症狀的年輕人中，每天補充啤酒花萃取物可以在 4 週內顯著改善所有這些症狀。

焦慮症

焦慮（Anxiety）是一種情緒，其特徵是內心混亂的不愉快狀態，包括對預期事件的恐懼感。焦慮與恐懼不同，焦慮是對未來威脅的預期情緒反應，而恐懼是對真實威脅的立即情緒反應。焦慮通常伴有神經緊張，例如來回踱步、身體不適和陷入沉思。

雖然焦慮是一般的人類反應，但當過度或持續過久時，它可能被診斷為焦慮症。廣泛性焦慮症和強迫症是其中兩種。焦慮症與日常焦慮不同，因為它是持續性的，通常持續六個月或更長時間。

2013 年，美國陸軍麻醉護理研究所在《美國護士麻醉學協會期刊》報導在雄性大鼠中研究黃腐酚的抗焦慮作用。數據表明，黃腐酚抗焦慮作用並沒有透過調節特定受體而產生，而是可能影響中樞神經

系統中的另一種神經傳遞物質。

　　中國大陸新冠疫情大爆發期間，一位惠州朋友 Eva 在朋友圈發文：「讓心安靜一下。過度焦慮就是浪費時間，它不會改變任何事，只能攪亂你的腦袋，偷走你的快樂。」所以，期待下次見面時，我們可以再一起喝啤酒聊天。

　　喝啤酒的時光，代表的是真正拋開煩惱、沒有焦慮的快樂時光。人生沒有過不去的坎，當你感覺生活很累時，可以唸這三句：喝啤酒，喝啤酒，喝啤酒。這樣的話，腦中的惡靈退散，一切都會過去。

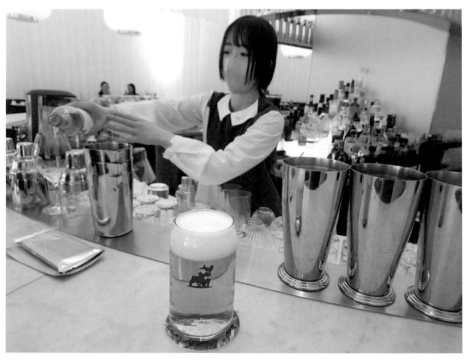

▲大阪 W Hotel 酒吧一隅

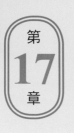

鎮靜安眠

「已經是第十七天無法入睡了。我說的並不是失眠症。若是失眠症我還略知一二。念大學時，我曾經一度發生類似失眠症的情況。不過，除了睡不著之外，我是處於極度正常的狀態。完全不瞌睡，意識一直非常清楚，甚至可以說比平常更清楚。身體也沒有任何異狀。食慾正常，也不覺得疲倦。從現實的觀點來說，其中沒有任何問題，沒有任何不便。只是睡不著而已。」失去睡眠的日子裡，這位家庭主婦開始重新閱讀《安娜‧卡列尼娜》，看了三遍。

《睡》是村上春樹於 1989 年所寫的短篇小說。村上春樹藉由失眠的題材，描繪了一個離奇的世界。小說人物無法入睡，可是精神很好。但是實際的世界並不會這樣，若長期睡眠被剝奪會有致命的危險。

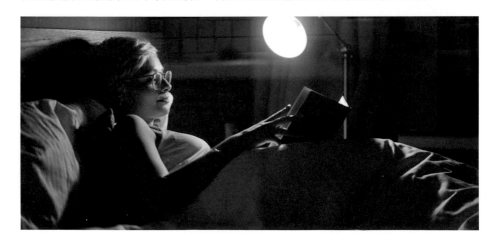

認識失眠

　　失眠（Insomnia）是一種睡眠障礙，指的是難以入睡，或無法睡夠。失眠後通常會出現白天嗜睡、精神不濟、易怒和情緒低落。它可能會增加車禍的風險，以及注意力和學習方面的問題。失眠有可能是短期的，持續數天或數週，也可以是長期的，持續一個多月。

想睡覺，並不是只有酒精在作祟

　　2021 年，韓國高麗大學在《分子》期刊報導含黃腐酚和葎草酮的啤酒花混合物的睡眠促進作用。啤酒花含有具鎮靜和促進睡眠活性的成分，如阿法酸、貝塔酸和黃腐酚。在這項研究中，黃腐酚和葎草酮增加了睡眠時間，顯示出睡眠促進活性，可能有助於減輕睡眠障礙。

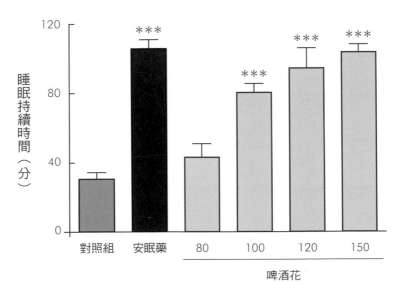

▲啤酒花使睡眠時間增長。（Min et al. 2021, Molecules, 26）

2012 年，西班牙艾翠馬杜拉大學在《公共科學圖書館一》報導，無酒精啤酒對健康女護士的鎮靜作用。啤酒花是一種鎮靜植物，其藥理活性主要是由於苦酸，特別是阿法酸。啤酒花的作用機制包括提高胺基丁酸（GABA）的水平，這是一種作用於中樞神經系統的抑制性神經傳遞物質。

結果顯示，由於含啤酒花成分，睡眠潛伏期減少（即縮短進入睡眠的時間），焦慮、夜間活動也降低。適度飲用不含酒精的啤酒可幫助入眠，有利於夜間休息。

入睡時間

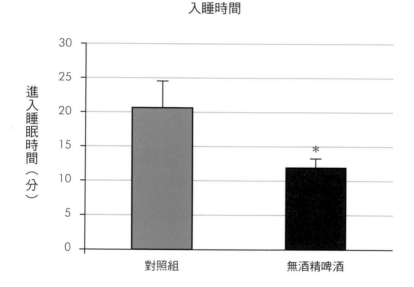

▲啤酒縮短入睡時間。（Franco et al. 2012, PLoS One, 7）

2012 年，西班牙艾翠馬杜拉大學在《匈牙利生理學報》期刊報導，啤酒花對活動／休息節奏的鎮靜作用。該研究用與人類睡眠、覺醒節律相似的普通鵪鶉進行實驗。結果表明，啤酒花萃取物有效降低晝夜活動節律中的夜間活動。由於啤酒花具鎮靜作用，所以喝啤酒有助於夜間睡眠。

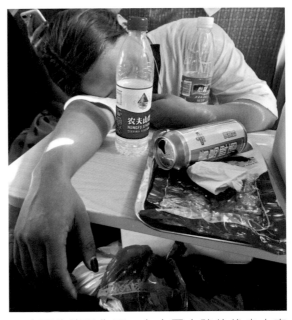

▲啤酒的催眠作用，在中國大陸的綠皮火車上。

「喝啤酒的人很快就會入睡。熟睡的人不會犯罪。不犯罪的人可以上天堂。所以，盡量喝啤酒吧！」

——馬丁路德（Martin Luther）／思想家、宗教改革者[4]

[4] 《啤酒小詞典》，リース惠実，楓書坊文化出版社，2018 年 3 月出版。

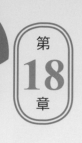

第 18 章

改善青光眼

「我完蛋了，有青光眼。」

「怎麼辦？」朋友在 Line 裡問。

「有降眼壓的眼藥水。」

「會不舒服或是影像有異樣？」我回答。

「左邊眼睛的右方視線不良。」

「醫生叫我回美國確認，給了我眼藥。」朋友說。

朋友回美國不久後，有一天發來訊息。

「眼科醫生說我沒青光眼，怪怪！」

「Sounds nice.」我回她。

朋友的「青光眼小插曲」，背後原因至今仍然撲朔迷離。一開始，從台灣醫師的不確定是不是青光眼，到美國醫師確定沒有青光眼，中間的過程雖然難熬，但幸好最後證實只是虛驚一場。所以說，看病一定要多徵詢不同醫師的意見。

由於我正在研究啤酒花的藥理作用，此事剛好讓我靈光一閃：為何不查一下啤酒花有關青光眼的研究呢？

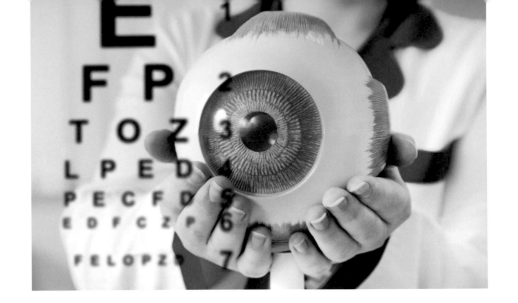

什麼是青光眼？

　　青光眼是一組視神經或視網膜受損，並導致視力喪失的眼部疾病。最常見的類型是開角型青光眼，其中眼內液體的排出角保持打開。不太常見的類型包括閉角型青光眼和正常眼壓青光眼。

　　開角型青光眼隨著時間的推移緩慢發展，並且沒有疼痛。周邊視力可能開始下降，隨後是中心視力，如果不治療會導致失明。閉角型青光眼可能逐漸出現或突然出現。突然出現的症狀可能包括嚴重的眼痛，視力模糊，瞳孔中度放大，眼睛發紅和噁心。青光眼引起的視力喪失一旦發生，就是永久性的。

　　青光眼的危險因素包括年齡增長，眼壓高，青光眼家族史和類固醇藥物的使用。眼壓愈高，風險愈大。然而，有些人可能多年來一直處於高眼壓狀態，但從未出現損傷。相反的，正常壓力下可能會發生視神經損傷，稱為正常眼壓性青光眼。

診斷與症狀

　　開角型青光眼的機制被認為是眼房水通過小梁網緩慢排出，而在閉角型青光眼中，虹膜阻塞小梁網。診斷是透過散瞳檢查來確定。青光眼被稱為「無聲的視力小偷」，因為視力的喪失通常會在很長一段時間內緩慢發生。在世界範圍內，青光眼是僅次於白內障的第二大失明原因。

　　在青光眼中，視網膜神經節細胞逐漸退化，導致視野喪失和失明。目前，青光眼的唯一治療策略是降低眼壓。然而在某些情況下，即使患者的眼壓在正常範圍內，也會出現進行性視野喪失。因此，開發新的治療策略是當務之急。除了高眼壓外，還有一些其他因素被認為與青光眼進展有關，例如近視、血流障礙和 β 澱粉樣蛋白積累。

新型治療劑的候選者

　　2020 年，日本京都大學在《科學報告》期刊報導，啤酒花萃取物減輕青光眼小鼠模型中的視網膜神經節細胞變性。啤酒花萃取物具有 γ - 分泌酶抑制活性，並減少阿茲海默病模型小鼠大腦中的澱粉樣蛋白 β 沉積。

　　研究發現，青光眼模型小鼠使用啤酒花萃取物，可減輕青光眼性視網膜神經節細胞變性，證實了啤酒花萃取物給藥，可以增進小鼠中視網膜神經節細胞的存活。因此，啤酒花萃取物被認為是治療青光眼的新型治療劑的可能候選者。

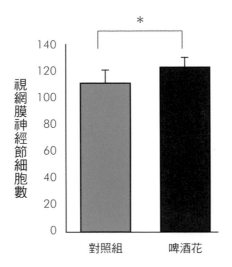

▲啤酒花改善青光眼。（Hasegawa et al. 2020, Sci Rep. 10）

　　自從查到啤酒花能改善青光眼後，我就迫不及待的跟這位朋友說要常喝啤酒。當然，如果能取得啤酒花萃取物就更好了，例如啤酒花浸膏。結果她說：「好苦，好難喝！」

　　既然這樣，我只好一邊喝著啤酒，再想看看還有沒有其他更好的點子了。

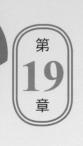

防止腎臟損傷

「血壓高的時候，灌流到腎臟的血流壓力也增加。腎臟是很精緻的構造，無法承受過高的血流壓力。血壓過高會對腎臟造成傷害，會讓蛋白尿增加，進而造成腎功能損傷。因此要保養腎臟，第一步便是要控制好血壓，減少腎臟的壓力。

腎臟不好會影響許多代謝毒素的清除，造成血管鈣化、脂質代謝異常等併發症，進而使血管容易硬化及栓塞，增加中風或心肌梗塞的風險。」[5]

酒花是解方

2017 年，中國天津科技大學在《巴基斯坦藥學期刊》報導中指出，啤酒花類黃酮對小鼠的降尿酸和腎保護作用。當血清肌酐、尿素氮增高時，表示腎功能受到損害。啤酒花類黃酮可顯著降低高尿酸血症小鼠血清肌酐和尿素氮濃度，因此對小鼠的腎損傷具有保護作用。

[5] 亞東院訊第 124 期。

	血清肌酐 (umol/L)	血清尿素氮 (umol/L)
正常	57.5±7.7	7.17±1.26
高尿酸血症	67.8±4.5	15.79±2.15
啤酒花類黃酮 (200 mg/kg)	50.4±9.9*	8.81±0.79*

▲啤酒花類黃酮對小鼠的腎臟保護作用。

　　2007 年，日本川崎醫學院在《高血壓研究》期刊報導，來自啤
酒花的異葎草酮通過抗氧化作用改善大鼠的腎損傷。啤酒中的苦味化
合物異葎草酮可以改善幾種動物模型中的胰島素阻抗和高脂血症。研
究發現，異葎草酮能改善腎損傷。結果表明，異葎草酮減少了活性氧
物質的產生，透過抗氧化作用預防高血壓引起的腎損傷。

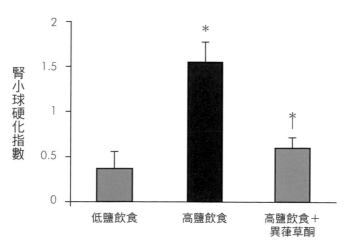

▲異葎草酮防止腎損傷。（Namikoshi et al. 2007, Hyp Res. 30）

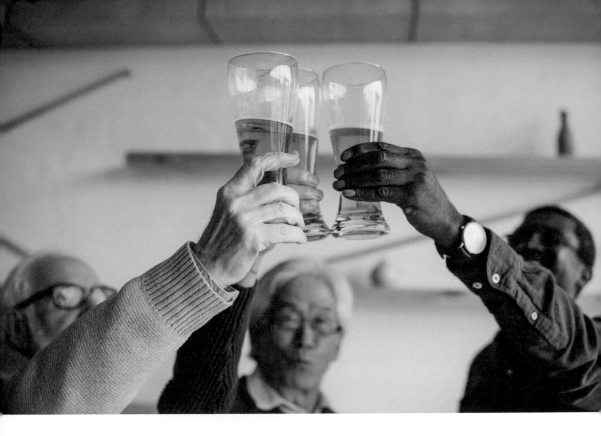

「吼搭啦」也有好處

　　嘉義基督教醫院發表一篇〈飲酒與第三期慢性腎臟病的相關性研究〉。簡述如下：

　　「飲酒是一件非常生活化的事，酒也是全球最常使用的成癮性物質之一。在先前的研究中發現，飲酒與慢性腎臟病的關係並沒有定論。比較早年的文獻報導飲酒會導致慢性腎臟病風險增加，然而近年更大規模的研究則顯示，適量的飲酒似乎可以減低慢性腎臟病的風險。

我們整理本院近年來共 27253 筆資料，進行與飲酒的相關性研究，顯示飲酒似乎可以減少慢性腎臟病的風險。在男性受檢者中，偶而飲酒的人，其慢性腎臟病的風險降低32%；經常飲酒的人，其風險降低 53%。

　　研究的結論認為，在台灣男性中，飲酒似乎是慢性腎臟病的一項保護因子。」

　　雖然此報告並沒有明確指出喝的是什麼酒，但由於台灣天氣炎熱，民眾最常喝的應該是啤酒。喝啤酒利尿，可促進排出體內代謝廢物，又能保護腎臟。所以，我們要不要一起「吼搭啦」？

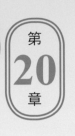

第 20 章

預防痛風

　　2009 年，英國諾丁漢城市醫院在《風濕病學》期刊發表痛風流行病學的新見解。痛風是一種晶體沉積病，是由於關節和其他組織中形成尿酸鹽晶體而引起的。它是一種常見的炎症性關節炎，近幾十年來患病率有所增加。痛風通常是遺傳、體質和環境風險因素相互作用的結果。它在男性中更常見，並且與年齡密切相關。

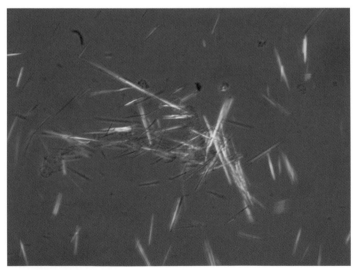

▲針狀的尿酸結晶

原始資料來源：維基百科，作者 Bobjgalindo

https://commons.wikimedia.org/wiki/File:Fluorescent_uric_acid.JPG

痛風與尿酸

尿酸是碳、氮、氧和氫的異環化合物。它能形成尿酸鹽，例如尿酸銨鹽。尿酸是嘌呤核苷酸代謝分解的產物，是尿液的正常成分。高尿酸血症可導致痛風，並與其他疾病有關，包括糖尿病和尿酸銨鹽腎結石。

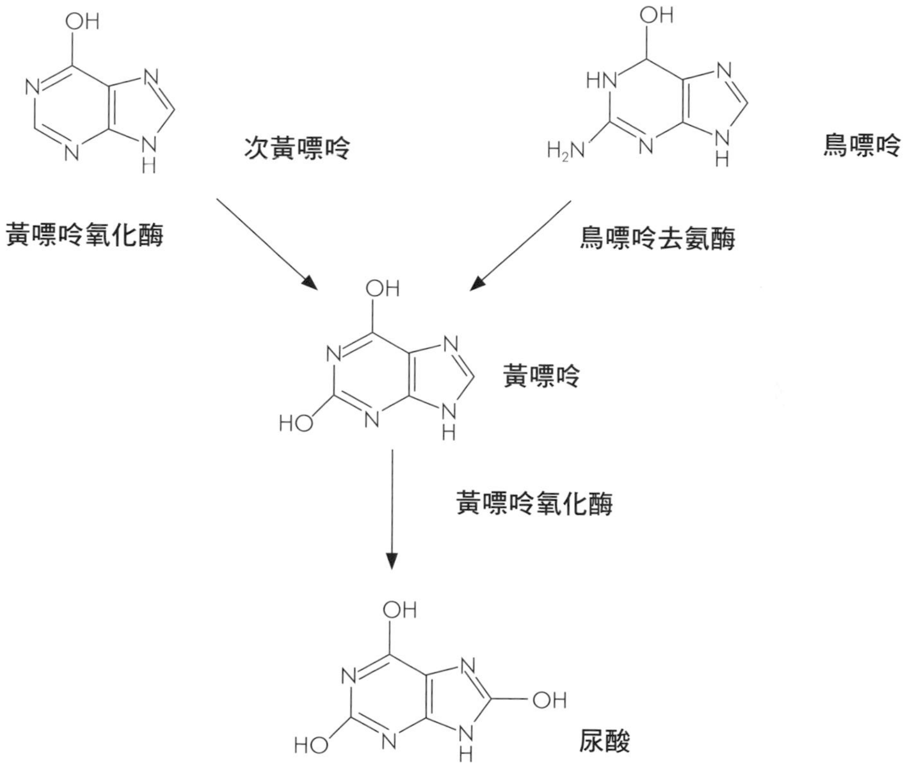

OH
N
N
N
N
H
次黃嘌呤
OH
HN
N
H2N
N
N
H
鳥嘌呤
黃嘌呤氧化酶
鳥嘌呤去氨酶
OH
N
N
HO
N
N
H
黃嘌呤
黃嘌呤氧化酶
OH
N
N
OH
HO
N
N
H
尿酸

▲尿酸形成。

過量攝取酒精會導致高尿酸血症，經由轉化**乙醇→乙醛→乙酸鹽**，減少可用的 NAD$^+$ 量。克式循環（Krebs cycle）需要 NAD$^+$ 透過氧化磷酸化產生能量。隨著克式循環受損，導致腺核苷三磷酸（Adenosine Triphosphate, ATP）庫存變低，於是激活嘌呤核苷酸循環，將腺核苷、鳥核苷分別轉化為次黃嘌呤、鳥嘌呤，而黃嘌呤氧化酶（Xanthine oxidase, XO）則是將次黃嘌呤、黃嘌呤催化為尿酸的主要酶。

最近的研究提供了有關痛風飲食風險因素的信息，例如紅肉、果糖和酒精的過量攝入會提高風險，而咖啡、乳製品和維生素 C 可降低風險。另外，痛風患者多半有代謝症候群和腎功能受損。

痛風通常的初始表現是快速發展的急性炎症性單關節炎，影響第一個關節。如果不及時治療，它可能會反復發作並最終發展為慢性症狀和關節損傷。

2014 年，美國南卡羅來納醫科大學在《美國家庭醫師》期刊發表痛風的診斷、治療和預防。痛風的特徵是疼痛性關節炎症，最常見於第一蹠趾關節，由關節間隙中單鈉尿酸鹽結晶沉澱引起。可透過在受影響關節的滑液中，鑑定單鈉尿酸鹽晶體來確認診斷。

急性痛風可用非類固醇抗炎藥、皮質類固醇或秋水仙素治療。為減少反復發作的可能性，患者應限制攝入某些富含嘌呤的食物，例如內臟、貝類，並避免酒精飲料和含高果糖的飲料。應鼓勵食用蔬菜和低脂或脫脂乳製品。

喝酒會引發痛風？

網路上有一篇〈美的好朋友──痛風症狀有哪些？如何預防及治療？醫師圖文解說！〉[6]，將痛風的原因、預防及治療方法做了簡要的解說。

1. 痛風是因尿酸結晶積累在關節腔內，引發過度的免疫發炎反應。

2. 痛風不等於高尿酸血症，因為有三分之一的痛風患者，血中尿酸值是正常的。

3. 尿酸 80% 來自體內胺基酸及核酸的代謝，20% 來自飲食攝取的含嘌呤食物。

4. 痛風引發紅腫熱痛的關節部位有手指、手腕、手肘、膝蓋、腳踝、腳大拇指。

5. 痛風的危險因子：年長族群、暴飲暴食、過量飲酒、肥胖、高血壓、慢性腎臟病、利尿劑。

6. 治療藥物：秋水仙素、類固醇、非類固醇抗炎藥。

7. 飲食控制：避免酒精及含糖飲料，避免過量食用動物內臟及海產類，少吃高脂肪食物、海帶和香菇。可以食用豆類食物、咖啡、牛奶、乳製品。

8. 每天喝兩杯以上牛奶，可降低 50% 痛風發生率；每天補充 500 毫克維生素 C，可降低血中尿酸值。

[6] https://www.medpartner.club/gout-prevention-treatment/

一般喝酒的場合大多是宴會、海鮮大餐、火鍋、燒烤。富含嘌呤的食物吃進肚子裡，有痛風病史的人或許就會迎來一波尿酸結晶的無情攻擊。

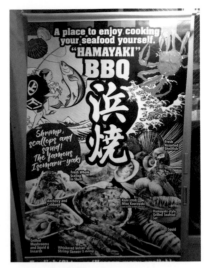
▲海鮮痛風餐

啤酒花降尿酸

2017 年，中國天津科技大學《巴基斯坦藥學期刊》報導，啤酒花萃取物總類黃酮對小鼠的降尿酸和腎保護作用。結果表明，啤酒花萃取物可顯著降低高尿酸血症小鼠血清尿酸濃度，抑制黃嘌呤氧化酶活性，對小鼠腎損傷也具有保護作用，因此有潛力成為治療高尿酸血症和痛風的藥物。

處理	血清尿酸（umol/L）	黃嘌呤氧化酶活性	抑制黃嘌呤氧化酶（%）
正常	233.1±24.1	23.2±4.8	-
高尿酸血症	296.4±22.1	28.9±3.9	-
啤酒花總類黃酮（100 mg/kg）	197.0±12.0*	22.5±3.2*	22

▲啤酒花總類黃酮對高尿酸血症小鼠的作用。

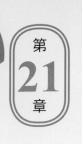

第 21 章

緩解更年期症狀

女性更年期（Menopause）是生命中月經永久停止的時期，婦女將無法再生育。更年期通常發生在 47 ～ 54 歲之間。醫學專家通常將更年期定義為：女性一年內沒有任何月經出血。

常見的更年期身體變化

在更年期之前的幾年裡，女性的月經通常會變得不規律，經期可能會更長或更短，或者月經量可能會更少或更多。在此期間，女性經常會出現潮熱（hot flash），通常持續 30 秒到 10 分鐘，並且可能與皮膚出汗和發紅有關。潮熱可持續 4 ～ 5 年。其他症狀可能包括陰道乾燥，睡眠困難和情緒改變。

除此之外，更年期的身體變化還包括骨質流失，腹部脂肪增加。這些變化使停經後婦女罹患骨質疏鬆症、骨折以及糖尿病和心血管疾病的風險增加。

維基百科上建議，在涼爽的房間裡裸睡並使用風扇，可能對潮熱會有所幫助。但經查閱原始資料，並無「裸睡」一詞，只是說穿少一點（in light clothing）。其實，如果睡前喝點冰啤酒，效果可能會不錯。

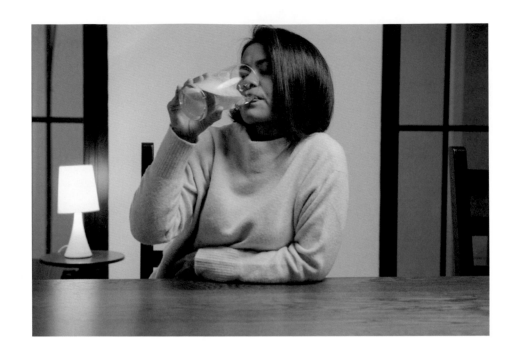

啤酒作為替代療法

　　2016 年，伊朗大不里士醫科大學在《補充臨床醫療》期刊報導啤酒花對更年期早期症狀和潮熱的影響。結果表明，啤酒花有效減輕更年期的早期症狀。

　　2006 年，比利時根特大學在《成熟期》期刊報導，啤酒花萃取物緩解更年期不適的前瞻性、隨機、雙盲、安慰劑對照研究。結果顯示，每天攝入啤酒花萃取物（一種植物雌激素），對血管舒縮症狀和其他更年期不適產生有利影響，能緩解潮熱和其他更年期不適，可作為替代療法。

提升女性「性」趣

2011 年，義大利摩德納艾米利亞大學在《民族藥理學期刊》發表論文，評估啤酒花萃取物對雌性大鼠性行為的影響。啤酒花含有最有效的雌激素物質異戊烯基柚皮素（8-prenylnaringenin）。它能夠模仿雌二醇的作用，與雌激素受體結合。

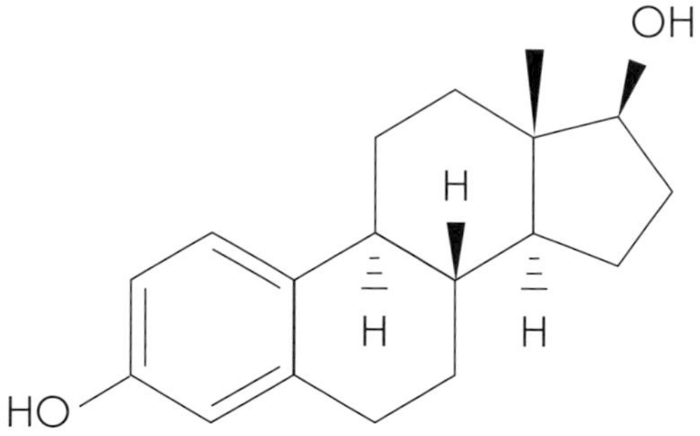

▲雌二醇

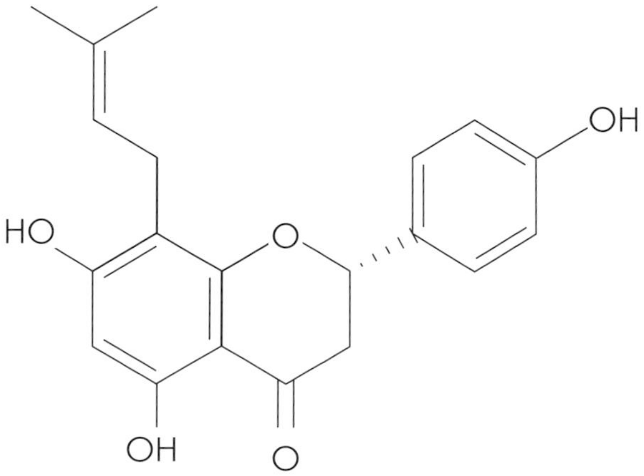

▲異戊烯基柚皮素

口服啤酒花萃取物後，測試伴侶偏好和性接受能力。結果顯示，給予啤酒花萃取物顯著增加了對雄性的偏好，以及接受性行為的次數。因此，啤酒花萃取物增加了激素引發的雌性大鼠的性動機。

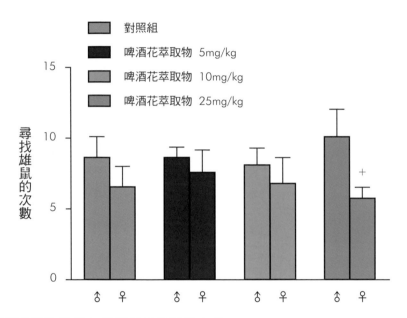

▲啤酒花萃取物增加雌鼠尋找雄鼠的次數。
（Viesti et al. 2011, J Ethnoph, 134）

啤酒
與
啤酒花

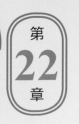

抗新冠病毒及其他病原

三年的新冠疫情，身邊的大多數朋友，還有我自己，都感染了。新冠病毒在全世界造成了巨大的傷亡。中國大陸在經過嚴格封控與動態清零不動搖後，2022 年 12 月突然來個髮夾彎（U turn），全部放開。

重慶朋友在微信朋友圈裡發了一張圖，很有意思。由於她常發表讓政府跳腳的言論，所以微信帳號被永久封控了。這是她不屈不撓的第二個帳號。

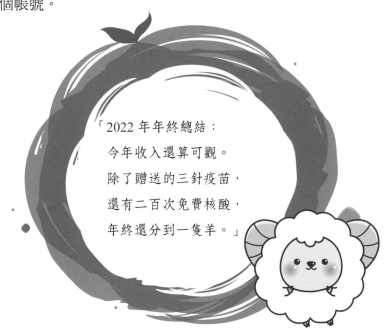

「2022 年年終總結：

今年收入還算可觀。

除了贈送的三針疫苗，

還有二百次免費核酸，

年終還分到一隻羊。」

我把這張圖也放上了我的朋友圈，題為：「蒜苗酸菜羊肉鍋」。大陸人喜歡把核酸陽性稱為羊，並放一隻羊的小肖像在旁邊，關鍵字則用模擬音以避開網路監視，例如「鍋」代表「國」之類的。我擔心她的帳號被第二次永久封控，故姑隱其名。

　　這位朋友是在一次重慶台商聚餐上認識的。我從成都搭火車到重慶沙坪壩，轉地鐵時搭錯車，所以抵達時大家已經開喝了。朋友拿來大臉盆，丟入冰塊，然後倒滿德國啤酒。啤酒帶來新的朋友、新的笑話，還有不一樣的新鮮想法。

新冠感染日記

　　杭州朋友牛小在微信朋友圈裡發了染疫日記：

📁 12 月 14 日（週三）

　　身體無異常，晚上做了核酸混檢，週六上午才發現結果混陽。抗原測試，一條扛。

📁 12 月 15 日（週四）

　　中午開始感覺四肢無力，體溫從 36 度不斷上升，持續到夜間 39 度。渾身肌肉痠痛，然後就開始了 2 天 2 夜的焊在了床上，一睜眼睛就淌眼淚，腦袋嗡嗡的痛，手機除了回幾條消息也不碰。已經開始吃退燒藥，番茄，喝糖鹽水，毫無胃口，晚餐只吃了根玉米。抗原測試，一條扛。

📁 12 月 16 日（週五）

　　最最難受的一天，體溫一直退不下去，持續在 38.8 度以上，頭痛，肌肉痠痛，最奇葩的是出現右耳神經痛（應該是發燒引起的），持續吃退燒藥，吃止痛藥，吃各種水果。抗原測試，一條扛。

📁 12 月 17 日（週六，就是今天）

　　白天體溫退燒了一些，但根據同事情況，晚上可能會復燒，耳神經痛在持續。嗓子痛到吃什麼都痛，喝水都痛，真的在吞刀片。抗原早晨測，還是一條扛。中午，朋友說讓我別搗鼓鼻子，可以試試嗓子，一測，兩道扛，陽了。難道是我之前對我的鼻子太溫柔了？

　　雖然每個人感染的程度有輕、有重，但新冠病毒卻都讓患者留下痛苦的、不愉快的回憶。而且，冠狀病毒會導致人類和牲畜患病。

　　新冠病毒在全球範圍內造成大流行，具有很高的發病率和死亡率。冠狀病毒的主要蛋白酶在病毒複製和轉錄中起著關鍵作用，理論上是抗病毒藥物開發的一個有吸引力的藥物靶點。

喝啤酒，抗新冠

2023 年 2 月，波蘭盧布林醫科大學在《生物醫學與藥物治療》期刊報導，富含黃腐酚的啤酒花萃取物可改善重症新冠患者的臨床病程。

新冠重症後的全身炎症反應與不良預後相關。黃腐酚是一種來自啤酒花毬果的天然萃取物，具有很強的抗炎和抗氧化特性。該研究的目的是分析黃腐酚對新冠患者炎症反應和臨床結果的影響，試驗對象為因急性呼吸衰竭而接受治療的成年患者。

結果顯示，黃腐酚組的死亡率明顯低於對照組，臨床病程也較短，並能降低血漿發炎因子濃度。因此，黃腐酚對新冠患者似乎是很好的抗炎輔助治療劑。

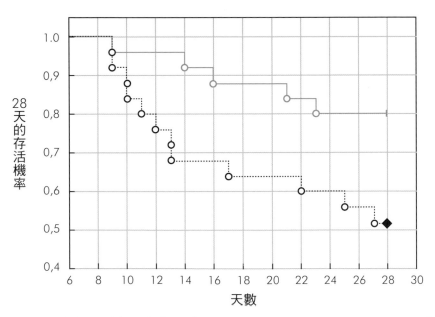

▲黃腐酚降低新冠重症死亡率。（Dabrowski et al. 2023, Bio Pharm, 158）

2021 年，中國蘭州大學在《國際分子科學期刊》報導，黃腐酚是一種針對冠狀病毒主要蛋白酶的強效泛抑制劑。研究發現，黃腐酚能抑制主要蛋白酶活性，而且限制了新冠病毒在細胞中的複製。因此，黃腐酚是一種有效的冠狀病毒泛抑制劑，也是進一步藥物開發的優良先導化合物。

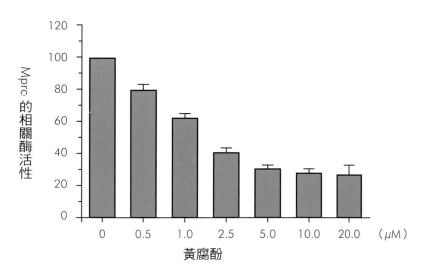

▲黃腐酚抑制冠狀病毒蛋白酶。（Lin et al. 2021, Int J Mol Sci, 22）

另外，已發現黃腐酚是一種廣譜抗病毒劑，呈現對許多病毒的抑制活性，包括人類免疫缺陷病毒、人類巨細胞病毒、單純皰疹病毒、C 型肝炎病毒等。

2021 年，香港大學在《細胞發現》期刊報導新冠病毒在宿主的複製機制。新冠病毒疾病主要是一種呼吸道感染，可顯著改變宿主的新陳代謝。研究結果發現，啤酒花中的黃腐酚可以抑制倉鼠模型中的新冠病毒複製和肺部炎症。

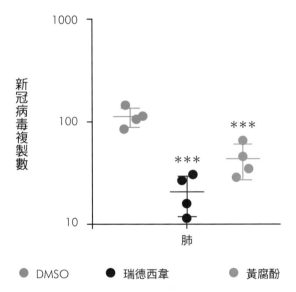

▲黃腐酚抑制新冠病毒複製。（Yuan et al. 2021, Cell Disc. 7）

新冠疫情肆虐中，喝啤酒也許是個不錯的防疫手段之一。另外，除了新冠病毒之外，啤酒花在對抗其他病毒、細菌方面，也有顯著的表現。

愛滋病毒

2004 年，中國科學院昆明動物研究所在《抗病毒研究》期刊報導，黃腐酚是一種新型抗愛滋病毒藥物。黃腐酚是從啤酒花中純化出、具有多種生物功能的天然產物。結果表明，黃腐酚可有效對抗愛滋病毒，並可能作為新型化療藥物的先導化合物。

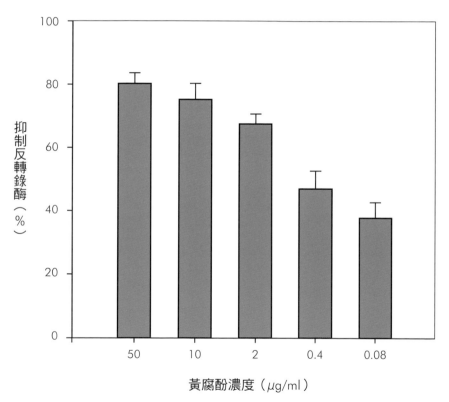

▲黃腐酚抑制反轉錄酶。（Wang et al. 2004, Antiviral Res. 64）

C 型肝炎病毒

C 型肝炎病毒是全世界慢性肝病的主要原因。

2014 年，中國西安交通大學在《植物醫學》期刊報導，黃腐酚對 C 型肝炎病毒體外複製的抑制作用。黃腐酚是一種來自啤酒花的異戊二烯化類黃酮，具有多種生物活性，包括抗病毒作用，是一種抑制牛病毒性腹瀉病毒的化合物。

黃腐酚將 C 型肝炎病毒水平降低至干擾素所達到的一樣。結果顯示，黃腐酚在細胞培養系統中顯示出抗 C 型肝炎病毒活性，並可能用作抗 C 型肝炎病毒的替代或補充治療。

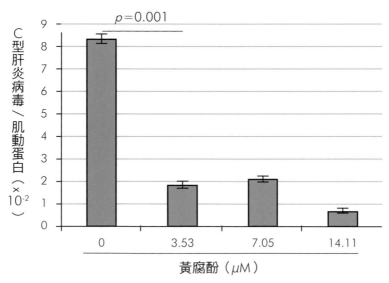

▲黃腐酚抑制 C 型肝炎病毒。（Lou et al. 2014, Planta Med. 80）

黃麴毒素

　　2021 年，斯洛維尼亞國家生物學研究所在《食品》期刊報導，黃腐酚對致癌黃麴毒素的化學保護作用。結果表明，黃腐酚及其衍生物防止 DNA 加合物形成和 DNA 損傷。體外實驗中，黃腐酚能使細胞中黃麴毒素誘導的細胞毒性和 DNA 單鏈和雙鏈斷裂減少，突出了這種植物化學物質的化學保護作用。

　　電腦演算實驗顯示，黃腐酚可與黃麴毒素的致癌性代謝物直接結合，減少此代謝物與 DNA 加合物的形成，因此可以防止黃麴毒素引發的癌病變。

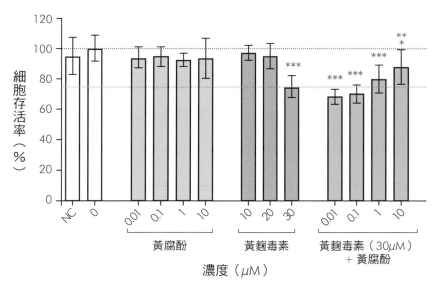

▲黃腐酚減少黃麴毒素的細胞毒性。（Stern et al. 2021, Foods, 10）

結核桿菌

結核病是一種由結核分枝桿菌（簡稱結核桿菌）引起的傳染病。結核桿菌感染最常影響肺部，即常聽到的肺結核。症狀可能包括胸痛和長時間咳嗽，產生痰液。大約 25% 的人可能沒有任何症狀，偶而可能會咳血。

2014 年，中國吉林農業大學在《巴西微生物學期刊》報導用蛇麻酮處理結核桿菌的全基因組轉錄分析。結核桿菌是結核病的病原體，直到現在，其死亡率仍高於任何其他細菌病原體。隨著多重耐藥和廣泛耐藥菌株的出現和傳播，尋找替代靶點以開發新的抗分枝桿菌藥物變得更加重要。研究發現，蛇麻酮對結核桿菌表現出良好的抗菌活性。

2012 年，伊朗庫姆大學在《藥學研究》期刊發表，啤酒花萃取物對耐藥結核桿菌影響的評價。全球耐藥結核病和廣泛耐藥結核病的發病率不斷上升，凸顯了尋找更新的抗結核化合物的迫切需要。

結果表明，不同濃度的啤酒花乙醇萃取物對結核桿菌均有顯著抑制作用。鑑定啤酒花對結核桿菌的有效部分須進一步研究。

結核桿菌	啤酒花萃取物濃度	抑制百分比
藥物敏感性菌株	4 mg/ml	100%
藥物抵抗性菌株	8 mg/ml	100%

▲啤酒花萃取物對結核桿菌的抑制作用。

黴菌

　　2021 年，中國蘭州大學在《國際分子科學期刊》報導蛇麻中異黃腐酚的抗真菌機制。黴菌屬於真菌類。在體外對五種受試植物病原真菌表現出中等抗真菌活性，而異黃腐酚對灰黴病菌表現出高度顯著的抗真菌活性。它在體內也表現出保護和治療效果。

　　研究表明，異黃腐酚引起膜脂過氧化，從而加速灰黴病菌的死亡。因此，異黃腐酚可成為一種有潛力的抗黴劑。

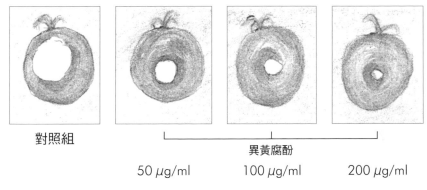

對照組

異黃腐酚

50 μg/ml　　　　100 μg/ml　　　　200 μg/ml

▲異黃腐酚抑制黴菌。（Yan et al. 2021, Int J Mol Sci, 22）

2018 年，義大利巴里大學在《國際食品微生物學期刊》報導使用啤酒花萃取物作為抗真菌成分。結果顯示，啤酒花萃取物顯著抑制寄生曲霉、卡尼青黴、鈄青黴、青黴、灰青黴、黑曲霉、羅氏青霉的菌絲生長。

台灣氣候潮濕，浴室的衛浴設備容易發霉，經常在浴室牆壁上發現的就是黑黴菌。在空氣中漂浮的黴菌之中，也以黑黴菌最多，會引起氣喘等過敏問題。如果用啤酒噴劑來刷洗，可能會有不錯的效果（尚無實驗證據，但可確定的是會有啤酒香），而且是環境友善的一種啤酒除黴法。

瘧疾及其他

2005 年，德國癌症研究中心在《分子營養食品研究》期刊報導黃腐酚的廣譜抗感染潛力，作者為格豪瑟博士。

這篇綜述總結了黃腐酚與其他啤酒花成分抗微生物（包括細菌、病毒、真菌和瘧原蟲）的能力。黃腐酚可抑制革蘭氏陽性金黃葡萄球菌和變異鏈球菌。對牛病毒性腹瀉病毒、巨細胞病毒、單純皰疹病毒以及人類免疫缺陷病毒具有抗病毒活性。除此之外，黃腐酚可抑制兩種毛癬菌屬，具抗真菌活性，也能有效抑制惡性瘧原蟲的複製。

免疫增強

2007 年，西班牙肯色侯研究院在《生理生化期刊》發表適度飲用啤酒對健康成年人免疫力的影響。適度飲酒已顯示對宿主免疫系統有益，但關於一線免疫反應的文獻很少。該研究的目的是調查健康成年人適度飲用啤酒後非特異性免疫的差異。

在健康成年人中，適度飲用啤酒 30 天後，非特異性免疫的參數有所改善，而且女性的免疫增強效果更佳，淋巴球、抗體都有明顯提升，男性亦有此現象。

	基本值	啤酒
白血球	6.76±1.44	7.27±1.97
IgG	1039±184	1130±203*
淋巴球	1291±626	1465±519*
IgM	148±60	157±60*

▲啤酒增強免疫系統。（* 表示顯著差異，女性 27 人測試）

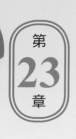

第23章

啤酒品牌

「啤酒是屬於大眾的。每個開心或失落的時刻，都希望有啤酒來助興或拯救。」網路上一篇由網路作家璀璨發表的文章如此寫道。

自從高中開始喝台灣啤酒後，我從原先不喜歡啤酒的苦味，覺得不太好喝，到現在的晚上最好必喝，已有數十年的時間。多年來，對涉獵的啤酒範圍也愈來愈廣，喝著喝著，讓我漸漸對啤酒產生更大的興趣。

金錢不能買到一切，但可以買到啤酒

有機會到各國旅行時，我喜歡喝當地的啤酒，吃當地的大眾食物，說幾句當地的話，並試著學會幾個新名詞。在日本，進出酒店電梯會發出一個女性的聲音：「門要關了」、「八階到了」等。居酒屋點燙的清酒要說：「阿茲甘！」

在餐廳、酒吧吃飯喝啤酒時，偶而會碰上有趣的人，或是見聞到有趣的事，讓生活一下子多了不少樂趣。許多「人生一次」的經驗，確實是跟啤酒有關係的。

但是，那麼多的啤酒品牌，是不是該學著去認識它的背景呢？如果把啤酒當成要好的朋友，就要好好了解它的個性。人有人品，酒有酒格，喝下肚的啤酒會在你體內循環，終究成為你生命的一部分。

喜愛的啤酒

接下來，分享我自己喜歡的各國啤酒品牌。

荷蘭──海尼根（Heineken）

1864 年，由杰拉德海尼根在荷蘭阿姆斯特丹創立，現已在全球 170 多個國家銷售。1873 年生產出第一款海尼根拉格啤酒，酒精度 5%，並以綠色瓶裝及一顆紅星為產品標誌。多年來一直受到全世界的喜愛，與百威和健力士啤酒一起被列為最著名的品牌之一。中國大陸翻譯為「喜力」。

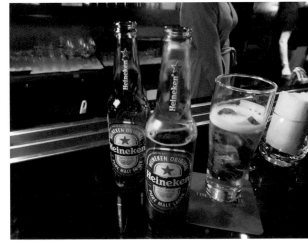
▲高雄 Summertime 餐酒館

愛爾蘭——健力士（Guinness）

1759 年在愛爾蘭都柏林創立。屬烈性黑啤酒，是全球最成功的啤酒品牌之一，並在近 50 個國家釀造，行銷全世界。健力士倉庫是愛爾蘭都柏林啤酒廠的一個旅遊景點。

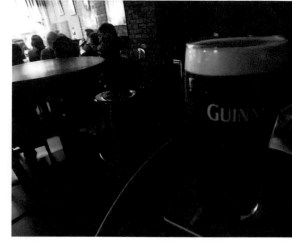

▲台北酒吧

它的風味源自發芽大麥和烤過的未發芽大麥。生啤酒濃稠的鮮奶油狀泡沫，來自啤酒與氮氣和二氧化碳的混合。1959 年，健力士開始使用氮氣，這改變了過去的基本質地和風味，因為氮氣的氣泡比二氧化碳小得多，能提供「更鮮奶油」和「更順滑」的口感。

德國——寶萊納（Paulaner）

1634 年由德國修道院的修士所創立，也譯為保拉納、柏龍。寶萊納至今仍遵循啤酒純釀法（the purity law）來釀酒，整個過程只使用水、麥芽、啤酒花、酵母等原料，持續堅守經典風味。

丹麥——嘉士伯（Carlsberg）

1847 年創立，總部位於丹麥哥本哈根，是世界第四大啤酒製造商，嘉士伯也是該公司主要的啤酒品牌。它的廣告語「不准不開心」，看了就想喝幾罐，讓自己開心一下。

法國——可倫堡（Kronenbourg 1664）

1664 年在法國創立，可倫堡為釀酒廠所在地名。該公司後為丹麥跨國公司嘉士伯所有。酒精度為 5%。

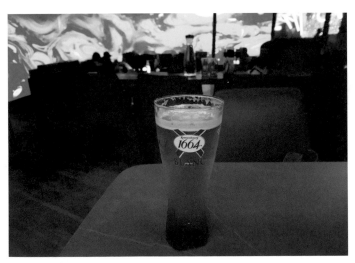

▲台中 WS 酒吧

美國──百威（Budweiser）

1876 年由美國密蘇里州的 AB 啤酒廠推出，1976 年百威成為世界銷量第一的啤酒品牌，瓶身上的口號是「啤酒之王」。百威啤酒英文簡稱為「Bud」，它是一款美式拉格啤酒，酒精度 5%。

為了迎合美國減脂的健康生活方式，1982 年推出了百威淡啤（Bud Light），並於 2001 年超越百威啤酒，成為美國國內啤酒銷量第一的產品。1995 年在中國湖北武漢市開設百威釀酒廠。

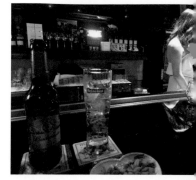

▲高雄 Summertime 餐酒館

美國──山姆亞當斯（Sam Adams）

山姆亞當斯是波士頓啤酒公司在 1985 年創建的旗艦品牌，屬於拉格啤酒，酒精度 5%，採用此名稱是因為美國開國元勛山姆亞當斯曾是一名釀酒師。此品牌上市後很受歡迎。

山姆 76 拉格艾爾啤酒，以拉格及艾爾酵母雙重發酵，既有艾爾的果香，又有拉格的清爽口感。為了向山姆亞當斯參與的 1776 年美國獨立致敬，因此將「76」加入命名，是波士頓紅襪隊的指定官方啤酒。

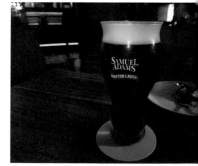

▲台中裕元花園酒店

墨西哥──可樂娜（Corona）

1925 年在墨西哥的墨西哥城創立。它通常在瓶頸處會塞一片青檬，以增加酸味和風味。其中，最受歡迎的是「Corona Extra」，屬於淡拉格啤酒，酒精度 4.5%。透明的瓶身，金黃色的酒體搭配切片的青檬，是世界上最知名的喝法。海報標語為「找到你的海灘」。

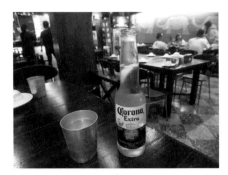

▲墾丁金灘餐酒館

官網上介紹：「可樂娜出生於墨西哥，在海灘上長大，是對生活簡單樂趣的完美讚頌。金黃色、清爽的味道和標誌性的手繪瓶子，以及鮮榨的青檬。當生活輕鬆愜意時，啤酒就是可樂娜。」

日本──朝日（Asahi）

1891 年在大阪吹田市設廠，朝日啤酒的前身是大阪麥酒。因為水源豐富且接近京阪神，於是開始生產名為「朝日」的啤酒品牌。

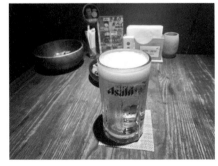

▲台北時時爐端燒居酒屋

朝日啤酒的招牌商品是朝日超爽啤酒，每年銷量超過一億箱，占日本啤酒市場的半數份額，也占朝日啤酒近六成的收入。

日本——麒麟（Kirin）

1885 年創立，麒麟啤酒的前身是日本啤酒株式會社，1888 年首次開始銷售麒麟啤酒。麒麟啤酒秉承日本啤酒的傳統，保留使用從德國進口的麥芽和啤酒花，並聘請德國釀酒師監督生產。

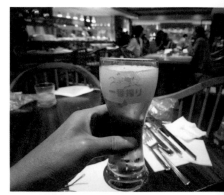

▲台北君悅酒店

麒麟一番搾僅使用麥汁過濾過程中、最初流出的第一道麥汁來釀造啤酒，完全不使用第二道麥汁。此款啤酒追求地道的純粹口感，實現了清爽的口味。這個生產工藝，也成為了產品「一番搾り」名字的由來。

日本——霸啤（Bar beer）

2002 年，台灣麒麟啤酒公司推出訴求年輕消費族群的原創品牌「Bar啤酒」，口號是「太會玩了Bar」！此款啤酒採用四種啤酒花的獨特香氣，苦味較少，口感清爽，其罐身宛若一杯冰涼啤酒，明亮鮮黃色，白色

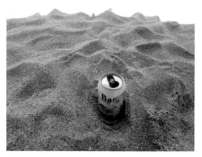

▲墾丁白沙灣

啤酒泡，看起來就很好喝。台灣霸啤的生產地為中國廣東珠海市。

日本——獵戶座（Orion）

1957 年美國占領沖繩期間在沖繩創立，並於 1959 年開始生產啤酒，宣稱是沖繩的驕傲。Orion 在與其他日本主要啤酒廠的競爭中掙扎，但從德式啤酒轉變為美式啤酒後獲得成功，在沖繩市場占有率變為第一。

使用的水來自啤酒廠附近山上的泉水，從德國進口麥芽，而且使用德國好樂桃和捷克薩茲啤酒花。該品牌為駐沖繩美軍人員所熟知。

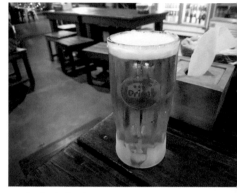
▲台中食久津居酒屋

 ## 日本——三得利（Suntory）

1963 年，三得利公司推出了三得利啤酒。秉持職人精神釀酒，以勇於挑戰、精益求精的態度不斷鑽研讓啤酒更美味、更頂級的釀造技術，同時選用最頂級優質的原料，缺少任一細節，即無法造就細緻綿密的泡沫。三得利啤酒的神級泡沫被稱為「神泡」。

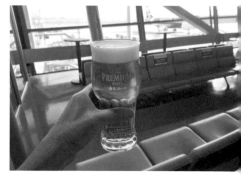
▲關西機場

台灣——台啤（Taiwan beer）

1946 年正式稱為台灣啤酒。次年，啤酒生產交由台灣菸酒公賣局負責。台灣啤酒是一種琥珀色拉格啤酒，在發酵過程中加入當地產的蓬萊米釀製而成，口感獨特。台灣啤酒在台中市烏日區的台灣啤酒廠大量生產。

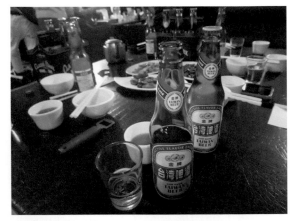

▲板橋海鮮餐廳

 ## 中國——青島（Tsingtao）

1903 年，由德國殖民者在膠州灣租借地青島創立。它是中國大陸最古老的啤酒之一，其標誌為位於青島南岸的棧橋，製造商為青島啤酒有限公司。青島啤酒股份有限公司是中國第二大啤酒廠，約占中國市場的 15%。

青島啤酒是啤酒廠生產的

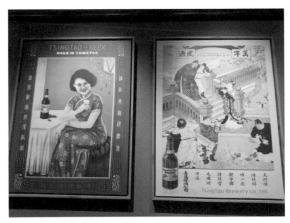

▲青島啤酒廠

啤酒與啤酒花

主要啤酒，酒精含量為 4.7%，因使用來自嶗山的泉水，造就了其獨特的風味。2003 年青島啤酒廠 100 週年之際，「青島啤酒博物館」建成開業。

 ## 中國──漓泉（LiQ）

1985 年桂林漓泉公司籌建，1987 年正式投產。2002 年，燕京啤酒（桂林漓泉）公司揭牌成立，是北京燕京啤酒集團公司企業之一。漓泉啤酒在廣西市場的占有率很高，市場占有率約 85% 以上，品牌、渠道、口碑和消費忠誠度都很好。

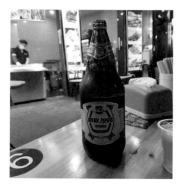
▲桂林小吃部

 ## 中國──烏蘇（Wusu）

1986 年成立時，為烏蘇市所屬的國營啤酒廠。1999 年，烏蘇啤酒實行企業產權結構和經營機制的改革，國有資本退出烏蘇啤酒，並由跨國啤酒商嘉士伯出資，成立了新疆烏蘇啤酒有限責任公司，從此烏蘇啤酒成為嘉士伯旗下品牌。

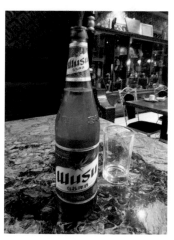
▲上海新疆餐廳

2002 年，烏蘇啤酒總部由烏蘇市搬遷到新疆首府烏魯木齊市。現在，烏蘇已成為新疆當地的知名啤酒品牌，在中國大陸其它地區也有一定知名度。

泰國——勝獅（Singha）

1933 年首次在泰國釀造，並於 1939 年由拉瑪八世國王正式認可，允許在瓶子上使用皇家標誌。它在全球 50 多個國家／地區有售，酒精度有 5% 及 3.8% 兩種版本，採用 100% 優質大麥麥芽，三種來自歐洲的啤酒花和水釀造而成，色澤金黃，酒體醇厚，口感濃郁。

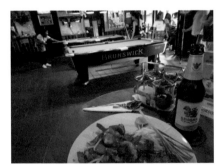
▲泰國曼谷

印尼——賓坦（Bintang）

1929 年在荷蘭殖民統治期的印尼第二大城泗水創立。1949 年印尼獨立後，該啤酒廠被更名為海尼根的印尼啤酒公司。

賓坦在印尼語中是「星」的意思，這款啤酒的風格為淡拉格，呈金色，理想飲

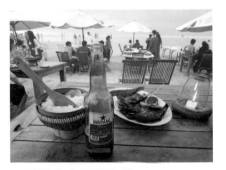
▲巴里島金巴蘭海灘

用溫度為攝氏 7 度，具有麥芽和啤酒花風味，酒精度 4.7%。賓坦是本地化的海尼根，其瓶身讓人容易聯想到海尼根的酒瓶，因為瓶子上的紅星跟海尼根是一樣的。

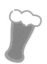

印尼——巴里海（Bali Hai）

1975 年，印尼巴里海啤酒廠成立。品牌名字的靈感來自於南太平洋音樂劇中的一首歌，大多數評論家都認為它是 20 世紀最偉大的音樂劇之一。1988 年，第一批生啤上市，屬於淡拉格。1993 年首次發布優質慕尼黑拉格啤酒，具獨特的飽滿風味和順滑口感。

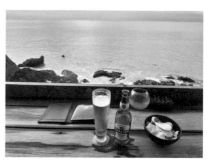

▲巴里島阿雅娜岩石酒吧

新加坡——虎牌（Tiger）

1932 年首次在新加坡釀造，是海尼根在亞洲的核心產品之一，為酒精度 5% 的淡啤酒。酒液清澈透亮，麥香味明顯，小口喝舒心，大口喝來勁。

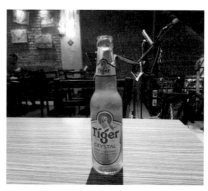

▲墾丁金灘餐酒館

菲律賓——生力（San Miguel）

1890 年，生力啤酒廠在馬尼拉成立，是菲律賓第一家啤酒廠，也是亞洲最早的啤酒廠之一。2015 年，美國《啤酒》雜誌報導，生力啤酒被推崇為最佳口味亞洲啤酒，酒精度 5%。

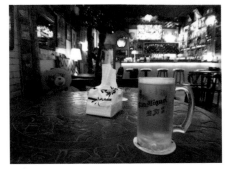

▲墾丁聚點酒吧

澳洲——皇冠（Crown）

1919 年首次釀造，是一款酒精度 4.9% 的拉格啤酒。最初是澳洲政府為了招待來訪貴賓而設計的配方釀造。1954 年，英國女王維多利亞二世訪澳，它被升格為貢酒。皇冠商標已經成為一個品牌，而且始終沒有更換瓶子的造型和商標，至今仍然是澳洲最流行的啤酒之一。

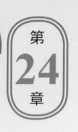

啤酒與我

　　每一段旅程中，總是有啤酒出現在我的餐桌上。如同台北街頭「今晚啤酒陪你」的小招牌，充滿了誘惑力。

啤酒！歡呼！

　　在日本，喝酒的地方叫做酒場，包括酒吧、夜店，或是餐酒館。它有各式各樣的名稱，例如韓國酒場、地下酒場、大眾酒場、純情酒場、下町酒場等。有次夜裡，我從神戶三之宮搭乘JR電車離開，車窗外忽然瞥見一個明亮的招牌，上面寫著「人

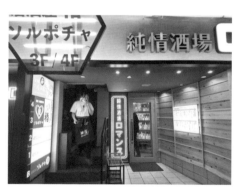

▲大阪梅田區

生酒場」。把人生看成酒場，也算是喝出另一種境界了。

　　酒場記錄了旅人的心情，也提供了往後讓人回憶的美好事物。雖然有人旅途愉快，有人旅途不愉快，但是永遠不變的，是啤酒杯口滿溢出來的白色泡沫。

德國現代舞傳奇碧娜・鮑許（Pina Bausch）說：「跳吧，跳吧，不然我們就迷失了。」我想，當坐在吧檯時，拿起啤酒杯，說：「喝吧，喝吧，然後我們就得救了。」她的舞蹈，搭配親自挑選的音樂，刷新我們觀舞的印象，就像她所在城市烏帕塔（Wuppertal）的懸吊電車，安穩的穿過小河與市區上空，飛離地面的限制。而我們在酒場裡喝啤酒，除了盡興外，也可以暫時飛離人間的束縛。

麒麟啤酒一番搾以及廣告語「一番一會」，延伸了日本「一期一會」的一生一次思想。麒麟霸啤（Bar beer）的罐身設計為黃與白，代表金黃色的酒體與白色的泡沫。上面用英文寫著它的定義：「霸（動詞）／過有趣的生活。例如：今天是什麼日子？星期天，晴天，開派對的日子，工作日或讀書日……不管是什麼日子，一定要過得有趣哦！讓我們一起霸吧！」

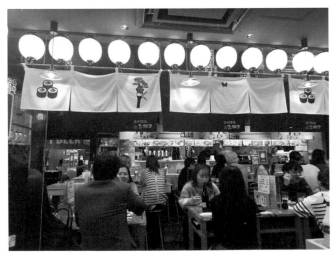

▲大阪地下酒場

「太陽之塔」是日本前衛建築師岡本太郎的創作。在介紹小冊上如此形容：「其外觀獨特，既不符合西方的審美標準，也脫離了日本的傳統美，縱觀世界沒有類似的東西存在。它到底想表達什麼呢？由於作者本人也沒有任何的闡述，所以對此我們也不得而知。」其實我們的每一天都是獨特的，就連喝啤酒的每一刻都很獨特。

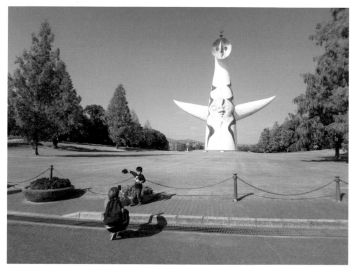

▲大阪吹田市的太陽之塔

　　《愛喝啤酒的姊姊》[7]是啤酒姊姊為女孩們寫的啤酒書。她舉例說明為何要喝啤酒：可以對抗聯誼失敗，消解一事無成的惆悵，祈求好運，想變漂亮的時候。宅在家裡辦啤酒趴的好處：姐妹淘不用花大

---

[7] 尹童姣著，謝秀梅譯，《愛喝啤酒的姊姊》，帕斯頓數位多媒體有限公司，2016，台北。

錢上酒吧，避免無聊男子搭訕，醉了馬上就能賴在床上甜蜜的昏昏睡去。她也提到，喝哪種品牌的啤酒能擁有好運氣，啤酒能益壽，讓人長命百歲等。可惜，此書已絕版。

感謝啤酒陪我走過許多路，留下啤酒花似的芳香回憶。啤酒（Beer）與歡呼（Cheer）押韻並不是偶然發生的，它一直都是這樣。

IT'S NO COINCIDENCE THAT
BEER RHYMES
WITH CHEER.

▲孿生姐妹

德國海德堡

在涅卡河（Neckar river）邊的餐廳，和德國胖同事用大啤酒杯喝黑啤酒。點了德國烤豬腳，配上酸菜（Sauerkraut）就是典型的德國味道。德國香腸也配酸菜，像美國漢堡裡的醃黃瓜。酸菜是高麗菜經過特別的乳酸菌發酵而成，具獨特的酸味，保存期長。酸味來自細菌發酵醣類所形成的乳酸。

當地的夜店擠滿了男女，吧檯上掛著一枚巨大的黑色炸彈。胖同事提議來個酒吧跳躍，啤酒一家接一家喝下去。半夜搖搖晃晃走回旅館，一上床就失去知覺。早上醒來，電視遙控器掉在地板上。古堡已經毀壞，涅卡河的水卻仍然不減。

愛爾蘭都柏林

　　都柏林的街道上，不知道為什麼空氣中都飄著女人的香水味。在一家餐廳吃燉羊肉，碰到來開會的拜耳科學家，我們都想知道癌症藥物研發的最新進展。晚上去愛爾蘭酒吧喝了兩三杯健力士黑啤酒，幾個客人開心的圍在一起跳方塊舞。

　　在健力士啤酒廠頂層酒吧（Gravity bar）裡點了一杯新鮮黑啤，杯口有豐富細緻的泡沫，苦味伴隨著香氣。市區內的樓房一般都只有三至五層而已，所以似乎可以看到遠處的海灣。海的另一邊就是英格蘭，但是太遠了看不見。2011 年，已故的伊麗莎白女王曾來到這裡。

美國波士頓

　　在哈佛研究那一段期間，和我最熟的日本同事是金木正夫，他是東京大學博士及醫師。他和我一起在科學期刊《分子及細胞生物學》發表過一篇有關信號傳遞的文章。他問我知不知道中國的老酒，我回答說平常只喝冰啤酒。當他實驗不順，心情鬱悶時，會找我去城裡的酒吧喝啤酒，醉了之後在黑暗的巷子，對著虛無的空氣又喊又叫。那個聲音一直到現在還在我耳朵裡迴響。

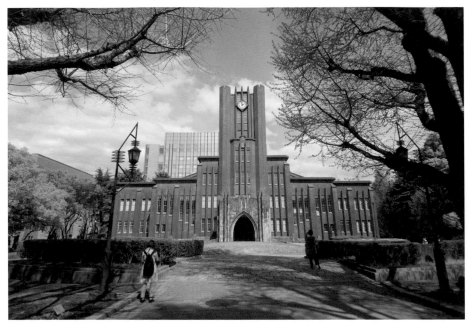
▲東京大學

　　他常常在實驗室待到很晚。有次工作過勞，開車回家轉彎時沒看到旁邊有車，直接撞上去。不久，實驗室來了一個京都大學的博士，工作更是拼命，直接搬了一張折疊床睡在實驗室。後來，在我的旅日行程中，特地繞去東大和京大，算是向栽培他們的母校致敬。

澳洲墨爾本

　　2003 年，國際生物遺傳學會議在澳洲墨爾本舉行，主題是為了慶祝「DNA 雙螺旋結構發現 50 週年」。我先飛去雪梨，白天到動物園看水族箱中的鴨嘴獸，晚上則去雪梨歌劇院聽歌劇。

墨爾本會議邀請了八位諾貝爾獎得主來演講。其中有一場，利根川進[8]就坐在我前面，本來想跟他打招呼，後來還是沒有開口。晚宴時，我被一位澳洲女孩拉去跳舞。數天的會議結束後，我參加了一日遊，到莊園品嘗白葡萄酒並初次和袋鼠擁抱。在前往菲利浦島的大巴上，看到一隻孤單的袋鼠在空曠的草地上跳躍。

住宿的酒店位於雅拉河邊，從窗戶可看到皇冠娛樂場外的一排大柱子，傍晚時突然「轟」的一聲，接著連續幾聲，柱子上就點燃了火。娛樂場內義大利餐廳的寬麵，搭配皇冠拉格啤酒，相當美味。侍者左手放在背後，微彎著腰為我倒酒。

中國青島、重慶

「不是我吹牛，整個青島，你有什麼事，給我打電話……不過，基本上都沒用。」這是青島一個小吃攤上掛出來的宣言。2018 年秋天，從泰山下來後，搭乘高鐵抵達青島，住進青島啤酒廠附近的酒店。

我是參觀青島啤酒博物館的第 8153073 位客人。在一張一群人高舉啤酒杯的照片上，大字寫著青島人的幸福三寶：喝啤酒，吃蛤蜊，洗海澡。主題酒吧裡，天花板上兩根大金屬管把啤酒直接從工廠輸送過來。啤酒凍齡，新鮮無時差。

---

[8] 日本生物學家，1987 年的諾貝爾生理學或醫學獎得主。

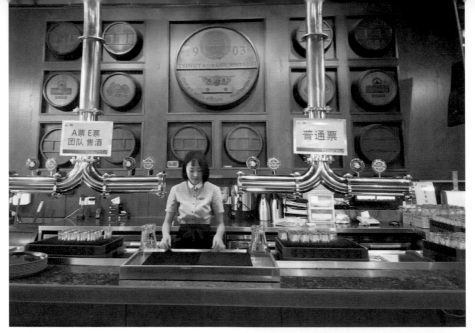

▲青島啤酒 1903 酒吧

　　在啤酒廠連續喝了五天青島啤酒後，離開時沒帶走太多東西，只有兩盒啤酒花咖啡，以及一把印有青島啤酒博物館的雨傘。

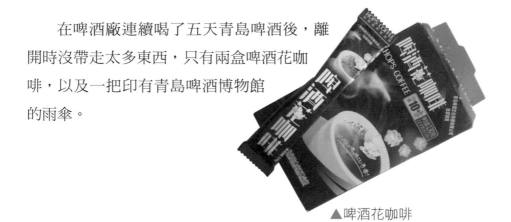

▲啤酒花咖啡

　　重慶是個獨特的城市。出機場搭出租車，司機說的重慶方言，我一句也聽不懂。「可以說普通話嗎？」我問。

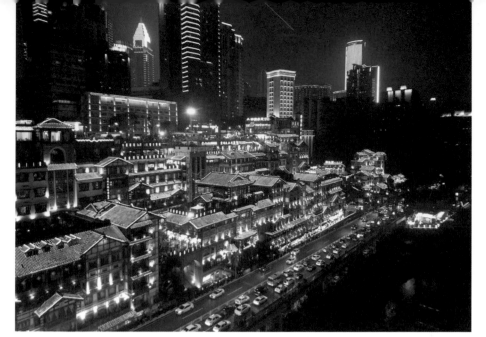

▲重慶洪崖洞

　　南方花園麻辣火鍋要配冰凍的山城啤酒，不然舌頭實在受不了重慶的超級辣。歌樂山吃現場處理的辣子雞，磁器口買青花椒、紅花椒，戴笠公館三閒堂閒聊，悅爾咖啡對話，解放碑前打望[9]，東原 1891 餐廳邊看長江落日，邊吃龍蝦，得意世界與台商聊天到凌晨三點，大足石刻圓覺洞，以及大足來的漂亮妹子，這裡的生活充滿了味道。

　　如同重慶個體挑夫棒棒說的：「重慶這麼好，不想去其他地方。」

9　重慶方言，字面意思是「打量著觀望」，實際上則是「發乎情而止乎望」。

日本大阪、京都

　　大阪是個「放題城市」。許多餐廳、夜店、酒吧都可以讓你喝到飽（飲み放題）、吃到飽（食べ放題）。在中央區心齋橋的一家居酒屋裡，狹窄的桌子旁坐了一位會說一點中文和台語的中年日本人，以及一對飛來日本度蜜月的韓國人。

　　韓國年輕夫婦各點了一公升大啤酒杯裝的生啤。轉頭跟店員說也來個一模一樣的，他說：「大啤酒杯沒有了。」窄小的角落裡，我們幾個初見面的異鄉人擠在一起碰杯喝啤酒。啤酒真的把台、日、韓人民團結在一起了（Beers bring us together.）。

　　過幾天，我從大阪搭 JR 電車去姬路城，「普通」電車在西明石因鐵路信號故障停了下來。到神戶剛好趕上「新快速」電車，飛快經過兩站後又停了下來，站務員廣播了一堆話，我基本上聽不懂。延誤一個多小時後，電車終於啟動，但是又變成「普通」電車，每站必停。

　　傍晚燈光照著姬路城，雲間升起一枚銀幣般的月亮。「春高樓兮花之宴，交杯換盞歡笑聲……今夕荒城夜半月，月光依稀似往昔。」在旅途中，你滿心期待的「新快速」會變成「普通」，你想要的大啤酒杯，也剛好會用完。

　　「我目前用來寫作的書桌僅是靠在房間角落的牆邊，一張很寒酸的小書桌。桌上有一小瓶的啤酒。我一邊啃著義大利香腸的

▼大阪心齋橋居酒屋

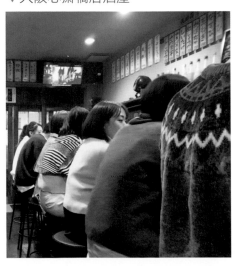

尾端一邊寫作。」向田邦子在書裡這麼說。她寫作時喜歡喝啤酒，沒寫作時也喜歡喝啤酒。在大阪的飯店咖啡室翻讀《向田邦子的書架》，書中有她的家族和貓的照片。

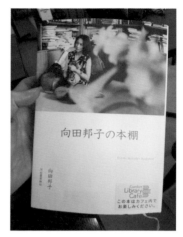

▲在咖啡室裡閱讀。

有次夜裡，我在道頓堀一座橋上看熱鬧的人潮，見到一個年輕的日本女生，緩慢的從琴盒取出吉他，站在橋欄旁彈著吉他，唱歌。她長得很平凡，而且似乎有眼疾，看不見前方的人。我站在旁邊，看著她的側面，聽她用細細的聲音唱日本歌，歌聲在風中飄走。

聽完幾首歌後，我掏出口袋裡所有的銅板，從她前面走過，丟進她的吉他盒裡。當轉身離開時，背後傳來輕輕的道謝聲，回頭看到她正彎著腰，對著我的方向深深一鞠躬。

京都的氣質跟大阪很不一樣。這裡城區較安靜，街道上行人較少。從四條大道彎進祇園花見小路時，耳邊似乎就會隱隱約約自動傳來〈祇園小唄〉的歌聲。「深愛著祇園，懸垂的腰帶」（祇園恋しやだらりの帯よ）。

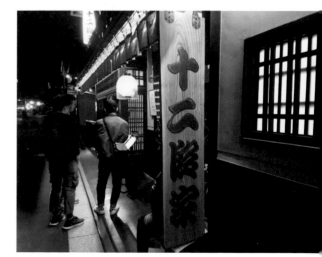

▲京都花見小路

十二段家的黑毛和牛真是好吃，搭配生啤酒和燙過的菊正宗清酒。我一連去了兩晚。先在門口簿子上簽名排隊，等店員出來叫名字。運氣不錯，前兩組客人因點名沒到，名字立刻被劃掉，真是爽快，接著就請我直接入內用餐了。

台灣高雄、墾丁、嘉義

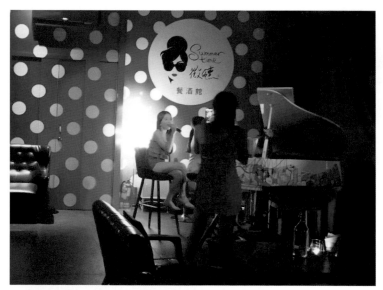

▲高雄 Summertime 餐酒館

　　每次去高雄，晚上最常到「Summertime 微醺音樂餐酒館」喝啤酒，海尼根至少喝兩瓶，配一碟花生，聽現場歌手演唱。艾維、小朱以及其他幾位男女歌手，用歌聲牽著我們到歌詞中所描述的世界。老闆娘 Summer 在臉書上說：「你在，我在，便是生命中最美的時光。」

啤酒與啤酒花

一個都市到底有多少酒吧？如果能找到一間喜歡的，音樂與酒，怎麼能不讓人特別開心呢？

台灣本島裡，我最喜歡的地方是墾丁。這裡有怡人的沙灘，海角七號的故事，以及白色的鵝鑾鼻燈塔。開車在公路上行駛，沿著台灣海峽一路往南，接著會看到巴士海峽。當繞過台灣最南端後，車子轉往北方前進。路上車子很少，像是一條美國的寂寞公路，連車外的景色都類似。

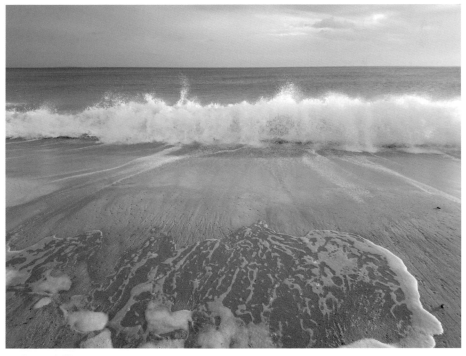

▲墾丁沙灘

太平洋的海浪在右側翻滾，晴朗時可以見到蘭嶼和綠島。我喜歡這種開闊、荒野的感覺。日本浮世繪大師葛飾北齋 88 歲時，寫下他的訣別俳句：「即使變成鬼魂，我也要快樂的遊蕩在夏日的荒野中。」

　　墾丁大街是夜晚最好的去處，那裡的英式炸魚薯條配塔塔醬或是現烤骰子牛，都是配啤酒的好料。在寫著「歡迎帶外食入內」的聚點酒吧裡，暢飲生啤，比起那些禁帶外食的餐廳酒吧，多了一分為顧客著想的心意。親切的老闆娘拿來啤酒杯，圓形的杯墊上印著幾個字：「有一種爽，叫老娘不爽。」

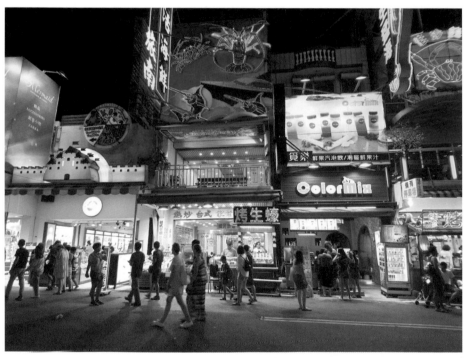

▲墾丁大街

其實我們要的不多，只要是什麼都不禁就可以。牆上貼著一張百元紙鈔，上面寫著：「希望我的酒量變好，還有我的阿姨爆瘦。」但願美夢成真。

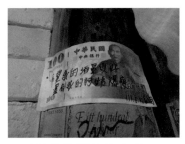
▲希望你的願望能實現。

在嘉義一家酒吧喝啤酒，吧檯有個攝影師對著旁座女生說：「我拍過妳的結婚照！」女的轉過頭，看著這位男的，想了一下，說：「哪一場？」惹得整間酒吧的人哈哈大笑。

邊喝啤酒，邊盯著大螢幕的世足賽，可能已經有點醉意，她又說了：「踢這樣？全部都不認真。」因為一球都還沒進，啤酒已經喝完又再點了一杯。

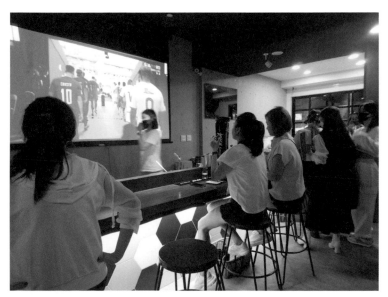
▲嘉義 AD1977 酒吧

印尼巴里島

從巴里島的沙努坐快艇到幾利島（Gili），幾個人爬上船頂。船上大多是金髮的西方人，一個印尼女人的紅色沙麗在海風中劈啪響著。「船頂上的人還在嗎？」快靠岸時船長問。

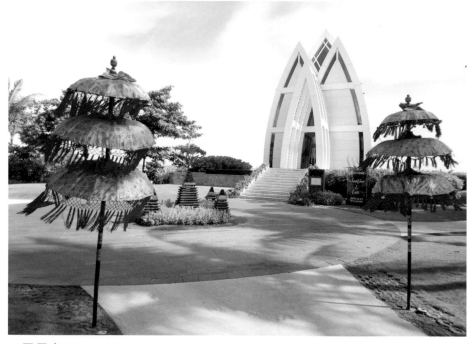
▲巴里島

幾利島是三個小島的統稱。旅館前的泥土路上，馬車叮叮咚咚跑過來，跑過去。不久，又來了幾輛。馬的身上掛了鮮豔的裝飾和鈴鐺。白色沙灘和湛藍的海水就在眼前，遠方是沒有冒煙的隆帛島火山。

「哈利，拿瓶啤酒來。」我對著正在院子裡工作的哈利說。他急忙跑去拿冰箱裡的賓坦（Bintang）啤酒和開罐器。

「安娜，把魚煮來吃，好嗎？」我喝著冰啤，躺在藤椅上。

「怎麼煮？辣或不辣？」安娜露出白色的牙齒，手上提著兩條熱帶魚。

「最辣的！」我說。

哈利和安娜是島上的印尼人，皮膚晒得很黑，受僱於這家英國人開的旅館。當熱帶魚炸好，我跟島民一樣用手抓著吃。

菲律賓長灘島

有朋友跟我提到過長灘島兩次，說那兒的白沙灘和夕陽舉世聞名，於是就「一人旅」出發。從卡利博機場搭巴士到島上，一個年輕的外國女郎搭車前被告知不能抽菸，好不容易憋到長灘島，下車正要抽菸時，又被告知不能抽菸。看起來，有人一開始就旅途不太愉快。

在島上待了五天。白色的沙灘襯著藍色的大海，海上三角帆船緩緩移動。每天喝啤酒，也有那種椰子水喝到飽的地方。「很想吃炸雞。炸雞英文怎麼說？」、「Fried chicken！」沙灘路上聽到幾個中國女孩邊走邊說。

島上最棒的是海上微風餐廳，因為每晚廚師們都會在門口跳舞。假期結束回機場途中，巴士突然停車，正想是不是發生什麼事，只見司機急忙下車，跑到路旁小解去了，也算得上是鄉野風情之一。

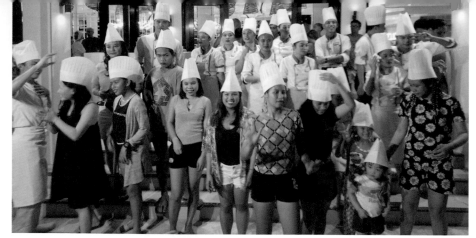

▲長灘島海上微風餐廳

泰國芭達雅

　　在曼谷車站買大巴車票到芭達雅，看到一個中國女遊客掏出護照要買票。她似乎不知道，外面的桃花源世界是不用實名制買票的。

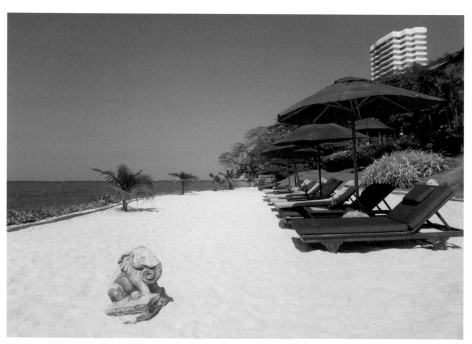

▲泰國芭達雅

芭達雅最熱鬧的地點就是走路大街「Walking street」。網路訂房就訂這兒的正中心。白天到海灘高級酒店躺椅上看海，男服務員以為我是住宿客人，送來免費冰礦泉水。白沙上一座石雕小象望著我，決定點一杯冰啤酒，看海浪拍打岸邊，浪愈來愈高。

晚上的走路大街到處是阻街女郎，有幾個很漂亮、聲稱是韓國女孩的站一排等遊客搭訕。半夜回酒店，沒想到二樓房間正下方是間搖滾酒吧，播放依娜的〈在你眼裡〉（In your eyes），震耳的音樂聲一直吵到凌晨四點。完全睡不著，沒用，喝三罐泰國啤酒也沒用。

越南西貢

在西貢酒吧裡喝西貢啤酒。胡志明市以前稱為「西貢」，音樂劇《西貢小姐》便是以此地為背景。劇中兩個場景訴說著戰亂帶來的無奈。

克里斯坐上最後一架離開西貢的直升機，金在大使館門口看著他離開，絕望的向他表白對他的忠貞。她重複著當初兩人墜入愛河時說過的話：「為什麼一夜之間我們改變了這麼多？」在旁人愕然的目光中，金在克里斯的懷裡嚥下最後一口氣。

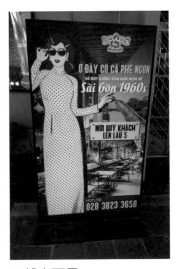

▲越南西貢

雖然沒看過這齣劇，但悲劇性的結局與消失的西貢名字一樣，依然會浮上心頭。還好，西貢兩字至今仍保留在啤酒罐上，沒有被改成胡志明啤酒。

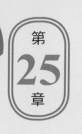

第25章

延長壽命與藥理作用總結

　　未來 50 年，預防和控制慢性病，如肥胖症、心血管疾病、阿茲海默症和多種癌症，將成為人類健康面臨的最嚴峻挑戰之一。植物成分補充劑是治療慢性病的一種具潛力的補充療法。

　　其中，啤酒花因其防腐、抗血小板、抗菌、抗炎、鎮靜、安眠、抗癌等特性，不僅有助於啤酒的香氣和風味，而且還可藥用，因此受到全世界的特別關注。

　　2019 年，中國華南農業大學在《農業食品化學期刊》發表啤酒花成分在促進人體健康中的作用。這篇綜述旨在確定和了解慢性病的危險因素，重點關注兩種植物化學物質：苦酸和黃腐酚。目標是了解它們的代謝物，如何促進人類健康並降低患慢性病的風險。

激活長壽基因，延長壽命

　　去乙醯酶 SIRT1 是位於細胞核中的酶，可將轉錄因子去乙醯化，有助於細胞調節，如對壓力的反應、長壽等。

　　2020 年，埃及阿修特大學在《生命科學》期刊報導類黃酮介導 SIRT1 信號激活。SIRT1 是最著名和研究最廣泛的去乙醯酶成員，它

與健康狀況和壽命有關。研究發現，黃腐酚的保肝作用與激活 SIRT1 有關。

2018 年，韓國慶熙大學在《應用毒理學期刊》報導黃腐酚的細胞保護作用。黃腐酚透過激活 SIRT1，抑制細胞自噬。研究結果表明，黃腐酚可當成預防骨頭疾病的新策略。因為 SIRT1 是長壽基因，黃腐酚激活它也許對於延長壽命有正面的影響。

衰老是人類疾病發生的重要風險因素。清除自由基和適應各種壓力的能力，對於延長生物體的壽命至關重要。目前透過膳食補充劑促進長壽的證據愈來愈多。

科學上用於評估抗衰老化合物的模型之一是果蠅。黃腐酚具有生物活性，可用於預防和治療多種疾病。先前的研究報導了其作為抗氧化劑、抗癌、抗炎、抗病毒、抗菌、抗瘧原蟲和抗肥胖的藥理效果。

2021 年，泰國烏汶皇家大學在《比較生化生理毒理藥理》期刊報導，黃腐酚可延長果蠅的壽命並降低死亡率。結果表明，在飲食中補充黃腐酚可使果蠅平均壽命延長 14.89%，運動力顯著改善，也增加了抗氧化酶活性。因此，補充黃腐酚具有長壽效果，能減少壓力誘導的死亡率。

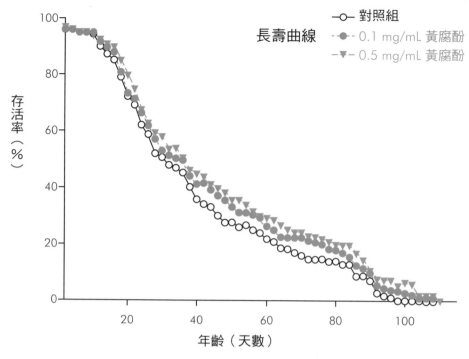

▲黃腐酚可延長果蠅壽命。（Wongchum et al. 2021, CBPCTP, 244）

啤酒花與啤酒對健康的益處

1. 減肥。

2. 抗癌。

3. 美白，防止皮膚老化。

4. 抗骨質疏鬆。

5. 心血管保護（中風、血栓、高血壓、血管鈣化、心臟肥大和纖維化）。

6. 保肝（避免脂肪肝、肝硬化）。

7. 改善糖尿病。

8. 降血脂。

9. 消炎（關節炎、結腸炎、急性肺損傷），止痛。

10. 防止阿茲海默症、帕金森症，增強記憶，改善認知功能。

11. 神經保護作用。

12. 抗憂鬱、焦慮、壓力。

13. 安眠，鎮靜。

14. 改善青光眼。

15. 防止腎臟損傷。

16. 預防痛風。

17. 減輕女性更年期症狀。

18. 抗新冠病毒、細菌及其他病原，增強免疫。

19. 激活長壽基因 SIRT1，延長壽命。

啤酒花的藥理作用

每天攝入 10 ～ 16 克酒精（女性一天一罐啤酒）和 20 ～ 28 克酒精（男性一天一到兩罐啤酒）可以定義為「適度喝啤酒」。2021 年，西班牙國家研究委員會在《營養素》期刊發表綜述文章，針對適度喝啤酒及其對心血管和代謝健康的影響，做了近期科學上的最新回顧。

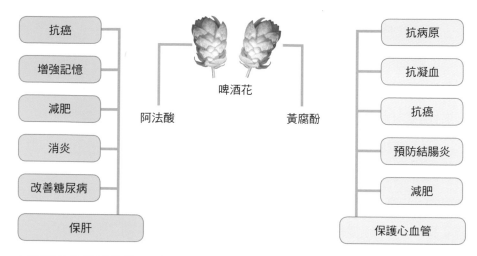

▲啤酒花的藥理作用。（Lin et al, 2019, Agric Food Chem, 67）

　　適度喝啤酒可降低心血管疾病風險和整體死亡率，也可降低男性罹患糖尿病的風險，增加骨質密度，降低老年人骨折風險，而且似乎與全身肥胖或腹部肥胖無關。此外，最好在進餐時間飲用啤酒。

　　世界知名的法國微生物學家路易巴斯德（Louis Pasteur）曾寫了一本《啤酒研究》（法文為 *"Etudes sur la biere"*，英文翻譯為 *"Studies on beer"*），共 400 多頁，於 1876 年出版（剛好是 1776年美國獨立後 100 年）。因為法國在 1870 年被德國打敗，而德國的啤酒釀造技術又優於法國，所以寫此書作為一種科學上的報復。書中他詳述啤酒釀造失敗的原因，最終發明了低溫滅菌法，即在攝氏50 ～ 60 度，加熱 20 ～ 30 分鐘即可滅菌的簡易方法，現今仍被用於其它食品工業生產上。

　　在他的書出版 147 年後的今天，我也寫了啤酒與啤酒花的研究一

書，他關注的是細菌對啤酒的影響，我著重的則是啤酒花的藥理作用。雖然著眼點不同，但是隔著時空的我們，都對啤酒研究有極大的興趣，只是不知道巴斯德是否跟我一樣愛喝啤酒而已。寫完初稿後，我去 Jonathan 公司討論啤酒花的一些議題，跟他提到巴斯德的書，結果他說：「巴殺啊！」我實在一頭霧水，問：「什麼是巴殺？」，原來「巴殺」是「巴氏殺菌法」的略稱。

俗話說「錢這種東西不嫌多」，生活中對身體好的東西其實我們也不嫌多。啤酒因為含許多啤酒花的藥理活性成分，所以對人體有很多健康益處。啤酒是名副其實的功能性飲料，而喝啤酒是成年後（滿18 歲）改善健康的第一步。

讓我們一起舉杯，暢快喝啤酒吧！（Let's beer!）

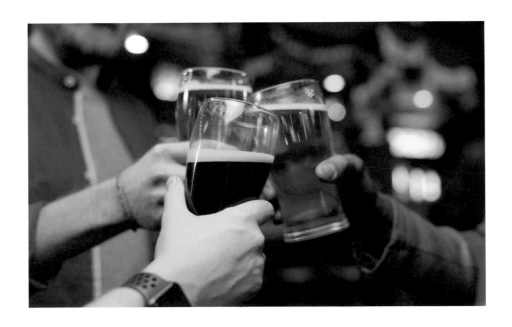

國家圖書館出版品預行編目資料

啤酒與啤酒花：減肥、抗癌、保健與其他／劉景仁著.——初
版.——臺中市：晨星出版有限公司，2023.04
　　面；公分.——（健康與飲食；147）

ISBN 978-626-320-433-1（平裝）

1.CST：健康飲食 2.CST：啤酒 3.CST：藥用植物

411.4　　　　　　　　　　　　　　　　　112004320

健康與飲食 147

啤酒與啤酒花
——減肥、抗癌、保健與其他

可至線上填回函！

作者	劉景仁
主編	莊雅琦
執行編輯	洪絹
校對	劉景仁、洪絹
網路編輯	黃嘉儀
封面設計	王大可
美術編排	林姿秀
圖片來源	劉景仁，123RF（P14、22、41、51、79、93、104、111、120、125、130、138、191）

創辦人	陳銘民
發行所	晨星出版有限公司
	407台中市西屯區工業30路1號1樓
	TEL：04-23595820　FAX：04-23550581
	E-mail：service-taipei@morningstar.com.tw
	http://star.morningstar.com.tw
	行政院新聞局版台業字第2500號
法律顧問	陳思成律師
初版	西元2023年04月23日

讀者服務專線	TEL：02-23672044／04-23595819#212
讀者傳真專線	FAX：02-23635741／04-23595493
讀者專用信箱	service@morningstar.com.tw
網路書店	http://www.morningstar.com.tw
郵政劃撥	15060393（知己圖書股份有限公司）
印刷	上好印刷股份有限公司

定價 350 元
ISBN　978-626-320-433-1